LES PROPRIÉTÉS BIOLOGIQUES

DU

SÉRUM SANGUIN

AU COURS DE L'URÉMIE

PAR

Le Docteur Alexandre CAWADIAS

ANCIEN INTERNE DES HÔPITAUX DE PARIS

PARIS

G. STEINHEIL, ÉDITEUR

2, RUE CASIMIR-DELAVIGNE, 2

1910

LES PROPRIÉTÉS BIOLOGIQUES

DU

SÉRUM SANGUIN

AU COURS DE L'URÉMIE

PAR

Le Docteur Alexandre CAWADIAS

ANCIEN INTERNE DES HÔPITAUX DE PARIS

PARIS

G. STEINHEIL, ÉDITEUR

2, RUE CASIMIR-DELAVIGNE, 2

1910

LES PROPRIÉTÉS BIOLOGIQUES

DU

SÉRUM SANGUIN

AU COURS DE L'URÉMIE

« Μηδὲν ἄγαν »

PAR

Le Docteur Alexandre CAWADIAS

ANCIEN INTERNE DES HÔPITAUX DE PARIS

PARIS

G. STEINHEIL, ÉDITEUR

2, RUE CASIMIR-DELAVIGNE, 2

1910

DU MÊME AUTEUR

Note sur les rapports de la Tuberculose avec le rhumatisme chronique progressif. (En collaboration avec le Dr Souques.) *Bulletin de la Société médicale des hôpitaux de Paris*, 7 juin 1907.

Ophtalmoréaction et réaction générale à la Tuberculine. (En collaboration avec le Dr Souques). *Bulletin de la Société médicale des hôpitaux de Paris*, 22 novembre 1907.

Le cœur de Goitreux. (En collaboration avec le Dr Léon Bernard.) *Presse Médicale*, 13 novembre 1907, n° 92.

Un cas d'aphasie totale. *Bulletin de la Société médicale des hôpitaux de Paris*, 24 janvier 1908.

Un cas de maladie de Roger. (En collaboration avec le Dr Galliard.) *Bulletin de la Société médicale des hôpitaux*, 1908.

Un cas de Paludisme pernicieux d'origine congolaise. Etude du sang et des viscères. (En collaboration avec MM. les Drs Galliard et Brunet.) *Bulletin de la Société médicale des hôpitaux de Paris*, 6 mars 1908.

Insuffisance surrénale aiguë au cours du cancer surrénal primitif unilatéral. (En collaboration avec le Dr Galliard.) *Bulletin de la Société médicale des hôpitaux*, 3 juillet 1908.

Tic des paupières et fausse contraction paradoxale. (En collaboration avec le Dr Clovis Vincent.) *Société de Neurol.*, 7 mai 1908.

Recherches expérimentales sur la transmissibilité de la Tuberculose par les livres ayant servi à des tuberculeux. (En collaboration avec le Dr Lesné.) *Bulletin de la Société de Biologie*, 16 janvier 1909.

Le Paludisme dans l'Histoire de l'ancienne Grèce. *Bulletin de la Société Française d'histoire de la Médecine*, 1909.

Les Lipoïdes. *La Clinique*, 1909.

L'examen fonctionnel de l'intestin par l'étude des fèces. *Progrès médical*, 21 mai 1910.

Etude expérimentale du sérum sanguin humain normal. *Bulletin de la Société de Biologie*, mai 1910.

Etude expérimentale du sérum sanguin au cours de l'Urémie. *Bulletin de la Société de Biologie*, 4 juin 1910.

Collaboration à « *La Clinique* », à « la *Revue mensuelle de Médecine et de Thérapeutique* ».

A MON PÈRE

P. CAWADIAS

ÉPHORE GÉNÉRAL DES ANTIQUITÉS DES BEAUX-ARTS DE GRÈCE
MEMBRE CORRESPONDANT DE L'INSTITUT DE FRANCE

A l'administrateur énergique, qui pendant trente ans a dirigé les Beaux Arts et les antiquités de Grèce, fondé les principaux Musées et créé à Athènes le centre le plus important pour l'étude de l'Archéologie.

Au savant explorateur de l'Acropole, de Lycossura, de Cephalonie.

A l'Historien de la Médecine antique qui a donné aux médecins cultivés un lieu de pèlerinage classique le sanctuaire d'Asklepios à Epidaure.

Que l'Hommage d'admiration et de reconnaissance de son fils lui soit une consolation au milieu des ennuis causés par la politique agitée des Balkans.

A MES MAITRES

Au moment où se termine avec mon internat la longue phase préparatoire à toute vie scientifique, je tiens à exprimer ma reconnaissance à tous ceux qui ont guidé mes pas dans la science d'Asklepios.

Les uns au lit du malade, m'ont appris cette médecine clinique dont Paris s'enorgueillit à juste titre d'être le centre le plus brillant. C'est la médecine hippocratique, médecine d'observation précise et de savoir faire thérapeutique, médecine d'actualité, qui cherche par tous les moyens accumulés par l'expérience des ancêtres à consoler, à soulager et à guérir.

Les autres, dans les laboratoires, m'ouvraient les horizons si vastes de la médecine physiologique, de la médecine expérimentale, la médecine de l'avenir, celle qui cherche le pourquoi des maladies avec l'espoir d'arriver à la guérison des maux dont elle connaît le mécanisme, car science, c'est puissance.

Tous m'ont fait comprendre le danger d'une vie scientifique unilatérale. Ils m'ont montré que la clinique devient terne et terre à terre sans les lumières du laboratoire et m'ont fait voir les dangers des applications intempestives des données de la médecine expérimentale.

Garder l'équilibre entre ces deux médecines, là doivent tendre tous nos efforts et je ne saurais mieux remercier mes maîtres qu'en leur promettant de m'efforcer à conserver pendant toute ma vie médicale cet équilibre, cette harmonie.

INTRODUCTION

L'ÉTUDE DE L'IMMUNITÉ DANS LES MALADIES NON MICROBIENNES

Lorsqu'un organisme passe de l'état normal à l'état pathologique, il se fait dans ses tissus fixes et dans ses humeurs des modifications dont l'étude est importante en médecine : c'est l'étude des modifications qu'apporte au terrain la maladie, l'étude des réactions défensives de l'organisme contre l'agent pathogène. C'est donc l'étude de l'immunité dans son sens le plus large.

Les modifications que présentent les tissus fixes au cours de l'immunité ne nous sont qu'imparfaitement connus, leur existence n'a pu être établie qu'en ce qui concerne les leucocytes et les organes hématopoïétiques ; nous avons sur cette question une série de travaux importants de Metchnikow, Widal, Achard, Bezançon, Roger et leurs élèves.

Par contre l'étude des modifications des humeurs a fait des progrès beaucoup plus considérables. C'est sur les humeurs qu'ont porté la plupart des investigations récentes des médecins et des biologistes. Si on n'envisage que cette étude des humeurs, on se limite, on le voit, à une seule partie du problème de l'immunité, mais on a l'avantage de travailler sur un terrain précis où l'expérimentation peut se réaliser dans les conditions les plus favorables.

Parmi les humeurs, le sang et en particulier le sérum

sanguin nous ont donné jusqu'à présent les résultats les plus importants au point de vue de la solution des problèmes de l'immunité.

Nous pouvons demander à l'étude du sérum sanguin des renseignements divers, nous pouvons étudier ses modifications physiques, chimiques, chimico-physiques et enfin biologiques. Mais c'est surtout ces dernières modifications qui nous donnent la clef des problèmes les plus importants de l'immunité.

Il convient dès à présent de nous entendre sur la signification que nous donnerons au terme « propriété biologique ». Nous appellerons action biologique d'une substance l'action qu'exerce cette substance sur un être vivant (une cellule, une bactérie, un organisme animal entier, un tissu, un ferment). Pour l'étude des propriétés biologiques du sérum sanguin, nous nous servirons de réactifs vivants, d'animaux d'expérience, de globules sanguins, de microbes. Le sérum sanguin normal possède une certaine action sur le réactif biologique, c'est-à-dire sur les animaux d'expérience, etc... A l'état pathologique, cette action se modifie. Les propriétés biologiques d'une substance sont en deux mots les propriétés que nous révèle l'expérimentation *in anima vili*. Leur connaissance caractérise depuis Claude Bernard notre époque médicale actuelle. L'étude des propriétés biologiques du sérum sanguin devient par conséquent synonyme de l'étude expérimentale du sérum sanguin.

Cette étude expérimentale se confond, ainsi que nous le voyons, en partie avec l'étude de sa toxicité. Mais non pas seulement la toxicité globale, totale, pour un animal d'expérience, mais aussi — et surtout — la toxicité spéciale pour certaines cellules et tissus, reins, foie, cellules cérébrales, globules rouges, bactéries. Ces propriétés biologiques du sérum sanguin ont été étudiées avec beaucoup de soins et de fruits dans les maladies microbiennes. L'étude des mêmes propriétés au cours des maladies non microbiennes a commencé avec les importants travaux du professeur Bouchard. Dans ses leçons sur les auto-intoxications, Bouchard a établi les modifications de la toxicité du sérum sanguin au cours de différentes maladies et en particulier au cours des néphrites chroniques et de l'urémie. Les travaux plus récents de Widal, Lesné, Léon Bernard, Castaigne, Rathery ont précisé cette étude. Nous allons dans le présent mémoire reprendre cette question au point de vue des néphrites chroniques et de l'urémie. Nous allons essayer de transporter dans l'étude d'une maladie non microbienne les méthodes et les procédés qui ont servi à l'étude de l'immunité dans les maladies microbiennes.

Nous nous proposons dans le présent travail :

1° D'étudier la toxicité générale (*totale*) du sérum sanguin des néphritiques et l'action *spéciale* de ce sérum sur les différentes cellules et organes de l'animal d'expérience.

2° De comparer cette action toxique et cytotoxique du sérum des néphritiques avec la même action du sérum d'hommes normaux, d'hommes atteints de maladies autres que l'urémie et enfin d'animaux divers. Cette étude nous montrera si dans l'action du sérum des néphritiques il y a une propriété spécifique.

3° De chercher à dégager les causes de la toxicité du sérum des néphritiques et les considérations qui en découlent pour le mécanisme de l'intoxication urémique et de la défense de l'organisme au cours de cette intoxication.

Nous commencerons par une étude de la technique suivie pour ce travail. La question de technique étant le *primum movens* de tout travail biologique, nous serons forcés d'insister longuement.

CHAPITRE PREMIER

HISTORIQUE DE L'ÉTUDE EXPÉRIMENTALE DU SÉRUM SANGUIN

I

L'étude expérimentale du sérum sanguin est de date très ancienne. Ses origines se confondent avec les débuts de la pratique de la transfusion du sang. Au commencement du siècle dernier, certains auteurs, Landois, Ponfick entre autres, s'occupent « expérimentalement » de la transfusion ; et c'est dans leurs travaux que nous trouvons les premiers renseignements précis sur les faits qui nous occupent (1).

Claude Bernard, dans ses leçons sur les propriétés physiologiques et les altérations pathologiques des liquides de l'organisme, envisage la question à un point de vue plus vaste et montre la toxicité du sérum hétérogène pour l'animal d'expérience.

II

Quelques années plus tard, ces travaux de Claude Bernard trouvent leur application en médecine. Sous l'impulsion de Bouchard, la doctrine des auto-intoxications com-

(1) Landois, *Die Transfusion des Blutes*, Leipzig, 1875 ; Die Transfusion des Blutes, *Wiener med. Woch.*, 1867.

mence à jouer un grand rôle en pathologie et l'urémie entre autres commence à être considérée comme une auto-intoxication. On demande à la médecine expérimentale la confirmation de ces théories. Feltz et Ritter, Bouchard publient les résultats de leurs expériences sur la toxicité urinaire. Roger pose dans sa thèse les premiers jalons de l'étude de la toxicité du sang.

Ce qui dominait comme idée directrice chez les expérimentateurs qui s'occupaient de ces questions, c'était la comparaison entre la toxicité urinaire et la toxicité sanguine. Il y a, disait-on, dans l'urémie trop de poisons retenus dans l'organisme et il n'en sort pas dans les urines autant qu'à l'état normal. Dans le laboratoire de Bouchard on trouve que les urines des brightiques sont hypotoxiques et leur sérum sanguin hypertoxique. Tarnier et Chambrelent dans leur étude sur le sérum et les urines des femmes éclamptiques arrivent aux mêmes conclusions, ce qu'il y a en plus dans le sang existe en moins dans les urines.

Des erreurs de technique compliquent la question. Albu dans un mémoire important publié dans les Archives de Virchow, fait une critique serrée des injections intraveineuses d'urine. Lesné, dans sa thèse, arrive, en modifiant la technique, à supprimer les causes d'erreur dues aux effets mécaniques des injections intraveineuses d'urine. Mais on commence de plus en plus à abandonner l'idée schématique du balancement entre la toxicité des urines et celle du sérum. Ludwig et Savor montrent que plusieurs faits vont contre cette théorie, et Léon Bernard, dans sa thèse, conclut qu'il n'y a pas toujours un rapport constant entre les effets toxiques des urines et ceux du sérum sanguin.

III

On commence donc à étudier isolément, et sans idée préconçue, la toxicité du sérum sanguin. Déjà, en 1887, Rummo et Bordoni avaient publié les résultats d'expériences faites à la clinique propédeutique de Sienne sur cette question. On doit à ces auteurs les lois essentielles devenues classiques. Toxicité maxima à l'égard des espèces les plus hétérogènes par rapport à l'animal en expérience ; augmentation dans la plupart des états pathologiques du pouvoir nocif du sérum qui s'atténue au contraire dans certaines autres maladies. Ces auteurs se sont servi presque exclusivement de la méthode des injections intraveineuses et c'est la même méthode que nous trouvons dans les expériences de Leclainche et Rémond, Mairet et Bosc, Guinard et Dumarest. Ce dernier dans sa thèse trouve dans les néphrites chroniques, tantôt de l'hypertoxicité, tantôt de l'hypotoxicité : et Léon Bernard, en étudiant le mode d'élimination des poisons dans l'urémie, retrouve les mêmes faits expérimentaux.

Tous ces travaux se font au milieu de discussions portant surtout sur les questions de technique. Hayem, en particulier, s'élève contre ces expériences : il considère que lorsqu'on injecte du sérum sanguin dans les veines de l'animal, l'animal est tué par la formation de coagulations intravasculaires. Le rôle nocif du sang infusé à un organisme étranger doit être attribué, non à des substances toxiques, mais à des substances normales capables de provoquer des coagulations intravasculaires même sur l'animal de même espèce. Leclainche et Rémond répondent à cette argumentation en montrant la toxicité du sérum sanguin injecté chez l'animal par voie intrapéritonéale.

IV

En même temps que les pathologistes demandaient à l'étude expérimentale du sérum sanguin la solution des problèmes que soulève la pathogénie de différentes maladies et en particulier de l'urémie, les physiologistes et les thérapeutes s'occupaient de la toxicité des sérums animaux en vue des effets de la sérothérapie. Une série de travaux importants a été faite sur le sang des animaux à sang froid et en particulier des serpents, en vue de l'immunisation contre les morsures venimeuses (Mosso, Calmettes, Phisalix et Bertrand, etc.).

D'un autre côté, l'apparition d'accidents dus à l'injection de sérums thérapeutiques suscite un nombre considérable d'expériences ayant pour but de déterminer le mécanisme de la maladie du sérum.

Nous ne nous étendrons pas sur ces recherches qui ont porté surtout sur le sérum de cheval et dont le résultat capital est la découverte des propriétés anaphylactiques des sérums thérapeutiques. Le phénomène de Richet, les travaux d'Arthus ont contribué beaucoup à la connaissance précise de la pratique de la sérothérapie. Cette étude a été faite dans les travaux de Marfan et ses élèves, les communications de Netter, les articles de Von Pirquet, Beclère, Besredka, etc.

V

Avec les travaux de Bordet et Gengou sur les sérums hémolytiques commence une nouvelle phase dans l'étude expérimentale du sérum sanguin. On quitte le domaine de la toxicité générale du sérum et on recherche la toxicité spéciale pour quelques cellules (globules rouges, bactéries). La découverte des anticorps éclaire le mécanisme de cette toxicité et les maladies microbiennes en particulier profitent beaucoup de ces travaux. Des applications pratiques même couronnent ces études.

Même les maladies non microbiennes sont étudiées à la lumière de ces notions nouvelles, les cytotoxines trouvent des applications multiples en pathologie. Castaigne et Rathery, Léon Bernard, Bierry et autres s'occupent des néphrotoxines ; Fiessinger dans sa thèse montre le parti que peut tirer la pathologie du foie de la notion des anticorps hépatiques. Widal, Sicard et Lesné étudient les effets des sérums pathologiques sur le système nerveux central et la notion des névrotoxines se développe grâce aux travaux de Delzenne et Armand Delille.

Telle est dans ses grandes lignes l'histoire de l'étude expérimentale du sérum sanguin. Nous n'avons pas voulu suivre l'ordre chronologique, ce serait oiseux. Nous n'avons pas voulu citer même les noms des principaux auteurs (car les trois quarts des savants de ces trente dernières années auraient défilé), nous avons voulu uniquement montrer les phases de cette pensée expérimentale.

Au commencement, l'étude de la toxicité sanguine est liée

à celle de la toxicité urinaire. Elle ne tarde pas à devenir indépendante et commence à évoluer pour son propre compte. Elle semble abandonnée à cause d'obstacles techniques importants, mais elle renait avec les admirables travaux sur l'immunité qui constituent presque toute notre médecine actuelle. Mais pour cela elle a abandonné le terrain des maladies non microbiennes pour celui plus précis des infections.

Mais tous ces travaux si nombreux et si importants qui ont été faits sur l'action spéciale du sérum sanguin, sur les globules rouges, les bactéries et autres cellules, ne peuvent nous donner des renseignements sur la pathogénie d'une maladie telle que l'urémie qu'à la condition de rattacher leur étude à celle de la toxicité générale du sérum.

C'est ce que nous avons cherché à faire dans ce présent travail.

D'un autre côté, nous avons constaté en étudiant l'histoire de l'étude expérimentale du sérum sanguin, que presque tous les travaux ont été faits avec une seule méthode, celle des injections intraveineuses. La voie intrapéritonéale a été suivie d'une façon exceptionnelle. Nous croyons pourtant que cette dernière méthode est beaucoup plus précise pour la question qui nous occupe, mais quelle que soit la valeur de cette méthode, il y avait là, au point de vue expérimental, une grande lacune à combler.

Enfin, dans ces dernières années, on peut dire que les sciences physico-chimiques ont été transformées par la découverte des lois de la chimie-physique. Nous avons eu le bonheur de suivre pendant les années de notre internat les travaux qui ont été faits sur ces questions, en particulier dans le laboratoire de physiologie de la Sorbonne, et nous avons cherché s'il n'y avait pas dans cette chimie physique nouvelle des notions qui pourraient nous aider à la compréhension des phénomènes pathologiques.

En somme, étudier la toxicité du sérum urémique par une méthode précise, les injections intrapéritonéales au cobaye, rattacher cette étude aux doctrines générales de l'immunité, chercher les explications dans le domaine des sciences physico-chimiques, tel a été le but de notre travail.

CHAPITRE II

TECHNIQUE EXPÉRIMENTALE

Pour étudier l'action du sérum sanguin sur l'organisme animal, il faut observer les effets que provoque l'injection de ce sérum à l'animal. Pour cette injection, nous avons le choix entre différentes voies d'introduction. Nous allons les passer en revue et chercher celle qui conviendrait le mieux à notre étude.

Nous voulons injecter le sérum toxique à un animal par une voie qui permette à cette substance de manifester son action toxique pour l'organisme entier de l'animal d'expérience. Nous voulons éviter une méthode qui favoriserait l'action élective du sérum injecté sur un tissu ou un organe en particulier. C'est là la raison principale qui nous a forcés à abandonner l'injection intracérébrale dans laquelle on étudie l'action toxique du sérum sanguin sur la cellule cérébrale uniquement. C'est aussi la cause qui nous a empêchés d'utiliser l'injection intravasculaire, car *le sérum exerce dans ce cas une action nocive spéciale sur le sang* de l'animal injecté ; or cette toxicité spéciale gêne l'appréciation de l'action générale du sérum toxique.

Ces prémices posées, nous allons passer en revue critique détaillée les différentes méthodes pour l'étude de la toxicité du sérum sanguin.

Injection intracérébrale, sous-arachnoïdienne et sous-cutanée. — L'injection intracérébrale a été appliquée à la toxicité des sérums par Widal, Sicard et Lesné. Elle a fourni d'excellents résultats au sujet de l'action spéciale du sérum sanguin sur la cellule cérébrale. Nous reviendrons sur ses résultats lorsque nous envisagerons l'action du sérum sanguin sur certains tissus et organes, en particulier. Actuellement, pour la recherche de l'action générale du sérum sanguin, cette méthode ne pourra nous fournir aucune indication. Nous en dirons autant de la voie sous-arachnoïdienne préconisée par Réale et Boari ; elle offre l'inconvénient de l'inoculation intracérébrale en ce sens qu'elle nous renseigne uniquement sur la toxicité spéciale du sérum sanguin pour le système nerveux central. Si elle offre sur la précédente la supériorité d'exercer un moindre traumatisme sur les organes réactifs, elle lui est inférieure par ce fait qu'a montré Sicard « de la lenteur de la diffusion à travers toute la masse du liquide céphalo-rachidien des substances déposées en petite quantité à l'intérieur de la cavité sous-arachnoïdienne, lombaire et surtout cérébrale ».

Au début de nos recherches, nous nous étions servi de la voie sous-cutanée, mais nous avons été forcés de l'abandonner. Ce mode d'introduction présente des inconvénients graves ; l'absorption par le tissu cellulaire sous-cutané est très lente et troublée par des phénomènes locaux marqués (pouvant aller jusqu'à la nécrose de la peau). Ces phénomènes locaux constituent un *locus minoris resistentiæ* sur lequel se greffent des phénomènes d'infection secondaire qui troublent l'expérience.

Injection intraveineuse. — L'injection intraveineuse est la méthode la plus fréquemment employée. Avant d'aborder l'étude critique de cette méthode, il convient de faire la distinction entre la toxicité vraie et la toxicité expérimentale. Cette distinction doit être présente dans notre esprit pour la compréhension des différents résultats si discordants qu'ont fournis les expérimentateurs qui ont étudié le sérum sanguin par cette méthode. Ce que Jeoffroy et Serveaux ont appelé *toxicité vraie* d'une substance, c'est la dose minima de cette substance susceptible de provoquer des effets toxiques ou la mort sans prolonger l'expérience jusqu'à la mort même.

La toxicité expérimentale représente la dose dont on doit se servir si on veut pousser l'expérience jusqu'à la mort de l'animal (au cours de l'expérience).

C'est un point important qu'il convient de connaître. Lorsque nous lisons les résultats que fournissent les différents auteurs, nous sommes frappé de la discordance qui règne entre eux sur les doses toxiques de certains sérums. Or cette discordance est due le plus souvent à ce que les uns déterminant la toxicité vraie donnent des chiffres beaucoup plus faibles que ceux qui indiquent la toxicité expérimentale.

D'ailleurs ce n'est pas là seulement le point qui sépare les différents auteurs. La technique des injections intraveineuses doit être réglée minutieusement. Ainsi que l'a montré Léon Bernard, on doit régler la pression, la vitesse d'injection, on doit se placer en général dans des conditions expérimentales identiques si on veut avoir des résultats comparables entre eux.

Depuis qu'elle est entrée dans la pratique expérimentale

à la suite des travaux de Bouchard, de Rummo et Bordoni, cette méthode a suscité de nombreuses critiques.

On a cru d'abord que le fait d'injecter dans les veines d'un animal une quantité considérable de liquide déterminait de l'hypertension vasculaire avec son cortège d'accidents mécaniques consécutifs. Ces accidents devraient gêner l'interprétation de l'expérience. Aussi, Claude Bernard prenait-il la précaution de soustraire à l'animal injecté une quantité de liquide légale à celle qu'il lui introduisait. C'est là une précaution inutile, car ainsi qu'il a été démontré par les expériences de Dastre et de Loye le jeu normal des émonctoires empêche l'hypertension de se produire même avec des doses considérables de liquide injecté.

Les phénomènes d'osmonovité n'interviennent pas pour beaucoup dans l'expérience, la concentration moléculaire des sérums étant à peu près la même.

Le plus grave inconvénient de l'injection intraveineuse de sérum sanguin réside en ce que cette méthode *favorise spécialement l'action du sérum étranger sur le sang, ce qui gêne l'appréciation de la toxicité générale du sérum.*

En effet, lorsque nous introduisons du sérum sanguin dans les veines d'un lapin, il se passe deux ordres de phénomènes — comme dans toutes les réactions de colloïdes et de complexes colloïdaux — des phénomènes de Lyse et des phénomènes d'agglutination.

a) *Phénomènes de Lyse.* — Ceux-ci consistent dans la destruction des globules rouges et la mise en liberté des lipoïdes et des sels de potasse contenus dans le stroma de ces cellules.

Lefman a montré en effet que les lipoïdes des globules

rouges d'un animal peuvent être toxiques pour l'animal lui-même. Il en est de même des sels de potasse normalement contenus dans l'érythrocyte et qui sont mis en liberté au cours de l'hémolyse. Par conséquent au cours des injections de sérum hémolytiques (normaux ou préparés), la mise en liberté des globules rouges et des sels de potasse aggrave pour son propre compte les phénomènes d'intoxication. Or le sérum d'un animal est toujours hémolytique à un degré plus ou moins marqué pour les hématies d'une espèce étrangère. Le sérum de l'homme en particulier est hémolysant pour les globules du lapin, et ce pouvoir hémolytique varie suivant les différents états pathologiques. Rappelons que dans ces expériences on injecte des doses très considérables de sérum et cette action hémolytique peut s'exercer en grand.

b) *Phénomènes d'agglutination.* — Les phénomènes d'agglutination que produit l'injection intraveineuse de sérum sanguin sont variables et importants. Il se fait dans certains cas des coagulations importantes et des thromboses visibles à l'autopsie des animaux. Dans la plupart des cas, les précipitations produites ne sont pas décelables après la mort de l'animal. Mais à l'étude des réactions des sérums entre eux, les travaux sur les propriétés physico-chimiques des colloïdes nous rendent suffisamment compte de la *constance absolue* de ces précipitations. Hayem le premier a insisté sur ce point et a montré le rôle important des coagulations intravasculaires dans la production de la mort et des accidents toxiques chez l'animal. Il s'est même demandé si la toxicité du *sérum* sanguin n'était pas simplement due à des coagulations intravasculaires. Les travaux ultérieurs n'ont pas donné raison à cette manière de voir. En effet, les sérums sont toxiques par injection intrapéritonéale ; or dans cette injection la coagulation et les thromboses n'ont pas à intervenir.

CONCLUSION. — Ces considérations sur : 1° l'intoxication secondaire due à l'hémolyse, 2° la production de coagulation intravasculaire (notions fondées sur les travaux de Hayem, Lefman et autres) nous engagent à rejeter la méthode des injections intraveineuses.

Ces considérations *à priori* sont confirmées *à posteriori* par le fait des résultats discordants auxquels sont arrivés les expérimentateurs qui se sont servi de cette méthode.

Nous allons parler plus loin des chiffres si variables qu'on a obtenus par exemple pour la dose toxique minima du sérum humain normal. Pour le moment, nous nous contenterons de signaler les faits suivants :

Stokwis, Ponfick, Neumeister, Forster, Ott sont arrivés à injecter dans les veines des quantités énormes de sérums sans provoquer le moindre trouble. Ott a injecté à des chiens du sérum représentant les deux tiers de leur masse sanguine sans provoquer des troubles.

Au contraire, Claude Bernard, Mairet et Bosc, Rummo et Bordoni constatent des phénomènes toxiques avec de faibles quantités de sérum. Weiss trouve que le sérum d'un animal est toxique pour l'animal de même espèce appartenant à un sexe différent. Mais Friedenthal et Lewandowsky trouvent que cette toxicité se rencontre aussi pour le même sexe (en injections intraveineuses).

Les accidents toxiques produits au moyen de doses très faibles de sérum sanguin provenant d'un animal d'espèce étrangère, les albuminuries provoquées par le sérum de l'animal de même espèce (Weiss, Friedenthal et Lewandowsky) sont dues aux destructions globulaires et aux coagulations plasmatiques secondaires à l'introduction de sérum dans le système circulatoire de l'animal. Ce sont des accidents comparables à ceux qu'on produit lorsqu'on injecte dans les veines d'un animal une substance inerte quelconque, un liquide inerte, de l'eau distillée par exemple. C'est la conclusion à laquelle aboutit entre autres Chiray dans une thèse récente.

Méthode intrapéritonéale. — L'injection intrapéritonéale a été peu employée. Elle est citée un peu dans le mémoire de Rummo et Bordoni, Leclainche et Rémond, Carré et Vallée s'en sont servi dans leurs études des sérums d'animaux. Après nous être rendu compte des inconvénients des méthodes précédentes, nous avons abordé l'étude de cette technique et nous avons adopté son emploi systématique pour l'étude du sérum humain normal et pathologique.

Pour avoir des résultats absolument comparables entre eux, nous nous sommes servi exclusivement d'un seul animal d'expérience, le cobaye.

L'injection intrapéritonéale ne favorise pas l'action du sérum étranger sur un tissu ou un organe en particulier. Le péritoine représente une vaste surface d'absorption pour les substances toxiques qui y sont introduites et celles-ci peuvent manifester leur action nocive sur tous les tissus ou organes.

Des phénomènes mécaniques ne viennent pas troubler l'expérience ainsi que nous allons le voir.

La réaction locale au niveau du péritoine (hyperémie,

réaction endothéliale) ne nous gênera pas dans l'appréciation des résultats de l'expérience. Elle constitue un mode de défense normal de l'organisme que nous respecterons.

CRITIQUE DE LA MÉTHODE DES INJECTIONS INTRAPÉRITONÉALES. — Pour nous rendre compte de la valeur de cette méthode, il convient de répondre aux deux questions suivantes :

1° Nous sommes forcés (pour déterminer la mort de l'animal) d'injecter des doses très fortes de sérum. Les troubles mécaniques engendrés par *la masse* de liquide jouent-ils un rôle dans ce cas ?

2° Les animaux dont nous nous servons comme réactifs biologiques présentent une certaine individualité dont nous devons tenir compte dans nos expériences. Quel est le rôle exact de cette idiosyncrasie ?

Pour répondre à la première question, nous avons institué une série d'expériences dans le but de déterminer la résistance des cobayes aux masses considérables de liquide hyper et hypotonique.

Nos cobayes ont résisté jusqu'à 50 centimètres cubes d'eau distillée. Nous leur avons injecter sans provoquer aucun trouble 70 centimètres cubes de solution salée à 8 pour 100. Une même dose de solution hypotonique (à 4 pour 100) demeure aussi sans effet. Nos animaux ont pu supporter des injections de sérum physiologique jusqu'à 150 centimètres cubes sans présenter de troubles intenses.

Ces expériences nous permettent de répondre par la négative à la première question posée sur la valeur de la méthode ; il faut des doses *énormes* de liquide pour provoquer des troubles mécaniques chez le cobaye, aussi les sérums que nous injectons (à des doses oscillant entre 20 et 40 centimètres cubes et rarement au-dessus) n'interviennent pas par l'action mécanique de leur masse.

Pour répondre à la deuxième question, nous n'avons qu'à examiner les protocoles de nos expériences.

Pour la toxicité éloignée les résultats sont tout à fait discordants. Un sérum tue un cobaye en 12 heures à la dose de 30 centimètres cubes; un autre cobaye injecté avec 20 centimètres cubes de ce sérum survit un mois à l'injection et meurt très cachectisé au bout de ce laps de temps; un troisième cobaye de même poids reçoit 10 centimètres cubes du même sérum, il meurt deux jours après l'injection (Exp. 26).

Pour la toxicité immédiate, nos résultats ont été concordants. Dans la majorité des cas, nous avons pu déterminer une dose toxique minima. Au-dessus de cette dose le sérum tuait le cobaye, au-dessous le sérum était inoffensif pour le réactif vivant.

Pour conclure, l'idiosyncrasie du cobaye *qui est réelle* n'intervient pas d'une façon appréciable lorsqu'on cherche la toxicité immédiate du sérum et le cobaye constitue dans ces cas un réactif assez fidèle.

Malgré notre préférence pour l'injection intrapéritonéale, nous sommes loin de vouloir faire table rase des résultats fournis par la méthode de Bouchard et par celle de Widal, Sicard et Lesné. Ces résultats de travaux multiples et précis nous sont absolument nécessaires pour la compréhension de nos expériences, par comparaison avec celle des auteurs précédents.

Il n'existe pas de méthode biologique à l'abri de toute critique. Examinés rigoureusement, la plupart des procédés d'expérimentation offrent des inconvénients sérieux. Mais la pratique ne justifie pas cet examen *à priori*, car la multiplicité des expériences, l'identité absolue des conditions expérimentales et surtout la comparaison avec les résultats fournis par des méthodes variables, pallie à l'imprécision des méthodes.

Détails de la technique. — 1° Le sang est retiré du sujet à l'aide d'une aiguille en platine courte et de gros calibre. Il est recueilli dans des ballons stérilisés et laissé vingt-quatre heures dans la glacière. Au bout de ce laps de temps, le sérum est retiré et centrifugé longuement. Au moment de l'injection à l'animal, ce sérum est chauffé à 37°.

2° Au moment de l'injection on ensemence quelques gouttes de sérum dans un tube de bouillon ou de gélose pour avoir la certitude que le sérum n'a pas été infecté.

3° Tout sérum laqué doit être rejeté.

4° L'injection est faite très aseptiquement et lentement dans le péritoine à l'aide d'une grosse seringue.

5° Nous observons les phénomènes immédiats que provoque l'injection de sérum. Nous disons qu'il y a toxicité vraie immédiate lorsque ces accidents sont mortels à bref délai (dans les vingt-quatre heures qui suivent l'injection pour le cobaye).

6° Lorsque nous voulons examiner les lésions produites par le sérum dans les organes du cobaye, nous sacrifions l'animal et nous fixons des petits morceaux d'organe, pour le foie, dans le liquide de Lindsay-Jones et le formol salé pour le rein dans le liquide de Van Gehuchten Sauer, suivant la technique de Rathery (qui nous a donné les meilleurs résultats), et aussi dans le Lindsay Jones

Nous avons étudié par ce procédé le sérum de 17 urémiques (présentant des signes de moyenne ou de grande urémie).

CHAPITRE III

LA TOXICITÉ DU SÉRUM SANGUIN DANS LES NÉPHRITES CHRONIQUES

I

Toxicité vraie globale pour le cobaye du sérum de néphritique. — Les injections de sérum sanguin de brightique provoquent chez le cobaye deux ordres de phénomènes. Les uns immédiats consistent en troubles nerveux (convulsions, paralysies du train postérieur), troubles respiratoires (dyspnée très forte), hypothermie, coma allant jusqu'à la mort.

Les autres, troubles à distance, consistent en une cachexie progressive intense qui amène la mort de l'animal à une date variable après l'injection.

Nous nous bornons à signaler simplement la toxicité éloignée du sérum d'urémie. Cette toxicité semble être de nature différente de la toxicité immédiate. En effet, à l'inverse de ce qui se passe pour cette dernière, la mort de l'animal ne dépend ni de la nature, ni de la dose du sérum injecté. Un animal intoxiqué avec 10 centimètres cubes de sérum peut présenter une cachexie plus intense et mourir beaucoup plus rapidement qu'un autre cobaye de même poids ayant reçu une dose double de même sérum.

Ce n'est donc pas le sérum seul qui détermine ces phénomènes toxiques. Il se fait dans l'organisme du cobaye des phénomènes secondaires (troubles cellulaires, formation d'anticorps, etc,..) qui provoquent cette cachexie. Ces considérations peuvent s'appliquer aux lésions cellulaires des reins, du foie, etc..., que nous constatons chez les animaux morts à une date éloignée de l'injection. Ces lésions ne dépendent pas directement du sérum toxique.

Pour notre étude par conséquent, seule la *toxicité immédiate* due au sérum (et indépendante en grande partie du mode réactionnel du cobaye) pourra nous renseigner sur la nature du sérum que nous examinons.

Pour déterminer la dose toxique immédiate minima du sérum de Brightique, nous prenions trois cobayes sensiblement de même poids (500 grammes) (1) ; à l'un, nous injections 20 centimètres cubes, à l'autre 30 centimètres cubes, au troisième 40 centimètres cubes (dans certains cas, suivant les indications de l'expérience, nous injections des doses inférieures à 20 centimètres cubes ou bien entre 20 et 30).

En compulsant nos 18 observations, nous pouvons donner la dose de 20 à 30 centimètres cubes comme dose toxique minima du sérum de brightique pour le cobaye. Dans trois cas seulement, nous avons constaté (par comparaison avec la toxicité du sérum normal) que cette toxicité dépassait 45 centimètres cubes, c'est-à-dire se rapprochait de la normale (qui est de 60-70 centimètres cubes).

Par conséquent dans les néphrites chroniques, dans la

(1) Ceci nous permet de ne pas faire de calculs pour rapporter la toxicité au kilogramme-animal. C'est là un « à peu près » que nous avons cherché à éliminer.

plupart des cas, le sérum est hypertoxique. Mais il y a des cas de néphrites chroniques dans lesquels cette toxicité n'existe pas. Cette division des néphrites au point de vue de la toxicité de leur sérum ne correspond à aucune division clinique. Le seul fait que nous arrivons à dégager est que le sérum dans l'urémie convulsive est beaucoup plus toxique que celui des individus ne présentant pas de convulsions pendant leur urémie.

Une de nos expériences est très instructive à cet égard. Nous soutirons à un malade du sang pendant une crise d'urémie convulsive. Le sérum se montre très toxique et tue le cobaye à 20 centimètres cubes. Nous faisons une nouvelle saignée au malade huit jours après cette crise alors qu'il n'y avait pas de convulsion. Le sérum provenant de cette nouvelle saignée ne tuait l'animal qu'à la dose de 30 centimètres cubes.

Parmi les expérimentateurs qui se sont servi des méthodes intraveineuses, Léon Bernard (qui a opéré avec une méthode très précise) a constaté aussi que dans les néphrites chroniques tantôt la toxicité du sérum est augmentée, tantôt elle est normale.

Dumarest constate que le sérum de brightiques ou d'éclamptiques a une toxicité tantôt supérieure, tantôt inférieure à celle du sérum normal. L'hypertoxicité appartiendrait aux néphrites interstitielles ou urémigènes, l'hypotoxicité aux néphrites parenchymateuses hydropigènes. Nos expériences n'ont pas confirmé cette division clinique si nette.

Charrin, Roger, Herler, Albu sont arrivés à peu près aux mêmes résultats (toujours par les injections intraveineuses).

Baylac seul donne des chiffres plus faibles qui se rapprochent de la toxicité du sérum normal.

Conclusions. — Dans la majorité des cas de néphrites chroniques, le sérum sanguin se montre deux fois plus toxique pour le cobaye que le sérum humain normal. Mais il existe un certain nombre de cas de néphrite chroniques dans lesquels on ne constate pas cette hypertoxicité.

Il y a là au point de vue biologique une différence importante à connaître et qui justifie les idées de Léon Bernard sur la dualité physio-pathologique des néphrites chroniques.

II

Nous allons maintenant chercher, par l'expérimentation et l'histophysiologie, l'analyse de l'action du sérum urémique sur l'animal d'expérience.

Une injection intrapéritonéale de sérum sanguin de brightique variant de 20 à 35 centimètres cubes détermine chez le cobaye une série de troubles graves pouvant aboutir à la mort rapide (dans les douze heures qui suivent l'injection).

Au bout de cinq à dix minutes, nous constatons chez le cobaye de l'agitation, des troubles de la coordination (et en particulier de la parésie des pattes postérieures) des convulsions parfois la contracture d'une des pattes antérieures. Il se fait une émission rapide involontaire de matières fécales. L'animal se refroidit, la respiration devient très laborieuse, le cobaye tombe sur le côté et meurt par arrêt respiratoire (le cœur continue à battre quelques minutes après l'arrêt de la respiration).

Une dose inférieure (5 à 15 centimètres cubes) peut déterminer des phénomènes graves, mais non mortels. Le cobaye, après avoir présenté de la dyspnée et des convulsions, se rétablit.

A l'autopsie des animaux intoxiqués par du sérum d'urémique, nous constatons une hyperémie intense de la paroi abdominale. Cette congestion est surtout marquée au niveau du péritoine pariétal. La cavité péritonéale est remplie d'un exsudat rougeâtre dans lequel nous trouvons quelques hématies et surtout une quantité considérable de placards endothéliaux. L'estomac et l'intestin sont de même fortement hyperémiés et parfois on constate de larges ecchymoses sous-séreuses au niveau de l'estomac. Tout cela indique une réaction locale intense.

Les reins et le foie ne présentent rien à l'examen macroscopique, mais microscopiquement nous constatons des faits intéressants.

Un certain nombre de cellules du foie ont perdu leur état clair, normal, et ont subi la dégénérescence granuleuse. Leur protoplasma présente une affinité considérable pour les couleurs acides. Parfois il y a de la pycnose nucléaire.

Les reins présentent d'une façon constante des lésions de cytolyse de premier et de deuxième degrés (suivant la terminologie de Rathery).

Ces lésions de cytolyse rénale sont très précoces. On peut les rencontrer chez des cobayes sacrifiés six heures après l'injection.

Elles frappent exclusivement les tubes contournés et ceci n'a rien de quoi nous surprendre, puisque nous savons que c'est les tubes contournés qui représentent la partie active sécrétrice du rein (Lamy et André Mayer).

Leur répartition est irrégulière, mais en tous cas elles sont circonscrites. On rencontre un ou plusieurs tubes lésés à côté des régions absolument saines.

Les lésions sont surtout protoplasmiques, il est rare que nous trouvions de la pycnose nucléaire.

Lorsque le poison a agi faiblement, nous trouvons ce que Rathery appelle « cytolyse rénale de premier degré ». Quelques cellules du tube se sont détachées de la membrane basale, leur protoplasma s'est déchiqueté, ses granulations se sont portées vers la périphérie et une zone claire entoure le noyau.

Dans les cas plus avancés, la bordure en brosse est dilacérée et on retrouve ses fragments dans l'intérieur du tube. Des boules sarcodiques remplissent l'intérieur du tube. Les noyaux peuvent être parfois complètement séparés du protoplasma.

L'intensité des lésions est moyenne.

Cette action néphrolytique du sérum de brightique a été constatée par Rathery à l'aide d'une méthode personnelle d'étude « in vitro ».

L'étude de l'action du sérum d'urémique sur le cerveau du cobaye a été faite par Widal, Sicard et Lesné. Ces auteurs n'ont pas constaté d'hypertoxicité spéciale pour ce sérum. Ils produisaient des convulsions et tuaient leurs animaux d'expérience avec un quart de centimètre cube de sérum injecté en pleine substance cérébrale. Ils ont constaté un fait capital, à savoir que le sérum humain normal ou pathologique est convulsivant et mortel pour le cobaye et non pas pour le lapin.

Les cellules nerveuses d'animaux d'espèces voisines telles que le cobaye et le lapin réagissent différemment sous l'influence d'un même poison de l'organisme.

Dopter a étudié les cerveaux des cobayes qui avaient reçu du sérum humain d'urémique dans le cerveau. Il a trouvé au point de vue histologique des lésions plus accentuées que celles que produit l'inoculation intracérébrale du sérum normal.

Il nous a paru intéressant de chercher si cette action cytolytique du sérum d'urémique (action que nous avons vu s'exercer sur le rein, le foie et que Dopter a trouvée pour le cerveau) ne s'exerce pas aussi sur un tissu imparfaitement différencié, le tissu cellulaire sous-cutané. Les résultats de nos expériences sont positifs. Si nous injectons une dose variable (de 3 à 10 centimètres cubes) de sérum de brightique sous la peau d'un cobaye, il se produit des phénomènes marqués de nécrose locale. Une ou deux heures après l'injection, le derme s'infiltre, les téguments deviennent violacés, les poils tombent, une escarre se forme et s'élimine le deuxième jour après l'injection.

Conclusions. — Le sérum de brightique est un poison pour le cobaye. Il exerce une action générale et une action locale nécrosante sur le tissu cellulaire sous-cutané. A distance, à la suite d'injection intrapéritonéale, il provoque des troubles nerveux, des troubles respiratoires, des lésions cellulaires du foie et des reins.

Nous ne pouvons pas constater (au moins pour notre animal réactif) une action toxique *spéciale* sur le rein. La cytolyse rénale et la cytolyse hépatique nous semblent être analogues à celles que produit tout poison qui s'élimine par ces deux émonctoires dont les épithéliums sont extrêmement fragiles (Auguste Pettit, Fiessinger).

Le sérum de brightique est, ainsi que nous venons de le voir, un poison banal pour le cobaye. Il serait intéressant d'examiner si avec ce poison nous pourrions constater les phénomènes d'immunité ou d'anaphylaxie.

Pour l'immunité les résultats sont peu nets. On a cherché en Allemagne à immuniser des lapins contre le sérum de brightique et à injecter cet immun-sérum à des malades, mais les résultats n'ont pas été convaincants.

Par contre, nous avons observé dans deux séries d'expériences des phénomènes nets d'anaphylaxie chez le cobaye avec du sérum de brightique. Nous inoculons à trois cobayes une dose de 2 centimètres cubes de sérum de brightique sous la peau. Treize jours après nous injectons dans le péritoine aux mêmes animaux 5 centimètres cubes du même sérum. Deux des animaux inoculés pour la deuxième fois succombent rapidement (en une heure environ) après avoir présenté des convulsions intenses suivies d'une phase comateuse. Le troisième cobaye ne présente rien. Deux cobayes témoins inoculés avec 20 centimètres cube de sérum de brightique ne présentent aucun phénomène toxique immédiat. Une deuxième série d'expériences dont nous donnons le détail plus loin, nous montre encore qu'on peut facilement observer le phénomène d'anaphylaxie avec le sérum de brightique.

CHAPITRE IV

ÉTUDE COMPARÉE DE LA TOXICITÉ DU SÉRUM SANGUIN

Pour mieux interpréter les phénomènes de toxicité spéciale et générale du sérum sanguin de néphritiques, nous allons comparer cette toxicité avec :

1° La toxicité du sérum humain normal.

2° La toxicité du sérum d'homme atteint de maladies autres que l'urémie.

3° La toxicité du sérum de différents animaux.

1° Toxicité du sérum humain normal. — Le sérum humain normal injecté dans le péritoine du cobaye détermine (comme le sérum des néphritiques) deux ordres de phénomènes, les uns immédiats, les autres éloignés.

Les phénomènes immédiats sont mortels lorsque la dose injectée dépasse 60 centimètres cubes (plus du double par conséquent de la dose toxique de certains sérums d'urémiques) ; nous voyons dans ce cas se dérouler les phénomènes que nous avons observés avec le sérum de néphritiques. Une dose inférieure à 60 centimètres cubes peut produire certains troubles, mais sans amener la mort.

Les phénomènes éloignés sont aussi en tous points comparables à ceux que nous avons constatés pour le sérum de néphritique. Les cobayes maigrissent, perdent leurs poils et meurent cachectiques. La date de leur mort, l'intensité de leur cachexie sont indépendantes de la dose du sérum injecté.

A l'autopsie des animaux intoxiqués avec du sérum humain normal, nous constatons les mêmes lésions que nous avons vues pour le sérum de néphritiques. Mais il faut, pour produire de l'hyperémie de la paroi abdominale et du tube digestif, des lésions hépatiques et rénales, des doses plus considérables que celles qui nous sont nécessaires pour le sérum d'urémique. Nous constatons la même action nécrosante pour le tissu cellulaire sous-cutané, mais moins marquée.

C'est surtout sur l'action nocive du sérum humain normal pour le rein du cobaye que nous avons porté notre attention. Cette question a été très discutée et alors que Lindemann et Bathery ne trouvent pas de lésions appréciables à la suite d'intoxication par le sérum humain normal, Linossier et Lemoine ont constaté cette néphrotoxicité (des sérums d'animaux normaux et même de sérum humain normal).

Nos recherches confirment les résultats de Linossier et Lemoine. Nous avons déterminé chez des jeunes chiens une albuminurie passagère (ayant duré huit jours) à la suite d'injections de sérum humain normal (à la dose de 20 centimètres cubes). Cette albuminurie était bien due à une lésion rénale ainsi que nous l'avons constaté en examinant histologiquement les reins d'un des chiens. Nous avons de même obtenu des lésions de cytolyse de premier et de deuxième degrés en injectant aux cobayes du sérum humain normal à des doses supérieures à 15 centimètres cubes.

Enfin, encore dans deux séries d'expériences nous avons

obtenu des troubles anaphylactiques chez le cobaye à la suite d'inoculation de sérum humain.

La toxicité du sérum humain normal a été déterminée par différents expérimentateurs qui se sont servi des injections intraveineuses. Nous trouvons dans la littérature médicale les chiffres suivants (rapportés au kilogramme animal) :

Rummo et Bordoni	10 cmc.	
Albu	9 »	3
Massion	10 »	
Pagano	8 »	
Mairet et Bosc.	15 »	
Dumaresy	17 »	
Leclainche et Rémond	23 »	
Charrin	27 »	
Ruma	24 »	

Il y a là, nous le voyons, des divergences très considérables puisqu'elles vont du simple au triple. Ces résultats discordants tiennent tout d'abord à des différences de technique. Mais leur cause principale se trouve dans les erreurs auxquelles expose la méthode des injections intraveineuses.

L'injection intraveineuse de sérum normal d'homme ou d'animal provoque les phénomènes suivants bien décrits par Rummo et Bordoni.

Presque immédiatement après l'injection, les mouvements respiratoires diminuent d'amplitude, augmentent de nombre, les pupilles se rétréeissent puis se dilatent, l'animal présente de la parésie, puis de la paralysie des quatre membres. Apparaissent ensuite quelques mouvements convulsifs de l'exorbitisme, fréquemment un écoulement sanguinolent par les narines et l'animal succombe quelques minutes après l'injection.

Roger, Mairet et Bosc ont montré que durant l'expérience la température s'élève à 1°.

2° Toxicité du sérum humain au cours de différents états pathologiques. — On a observé l'hypertoxicité du sérum sanguin au cours de différentes maladies. Au cours de la pneumonie à la période de défervescence (Charrin et Roger), au cours de l'épilepsie, au cours de différents cas d'aliénation mentale (Mairet et Vires, Regis), au cours de la fièvre typhoïde (Weill et Roques), etc...

Par l'injection intrapéritonéale, nous avons constaté une fois sur quatre cas l'hypertoxicité du sérum de pneumonique. A deux reprises nous avons tué un cobaye avec du sérum d'épileptique à la dose de 20 centimètres cubes. Un sérum d'asystolique s'est montré toxique pour le cobaye à 25 centimètres cubes, un sérum de cirrhotique tuait le cobaye à la même dose.

Les phénomènes constatés au cours de cette intoxication étaient les mêmes que ceux que nous avons décrits pour le sérum d'urémique et le sérum d'homme normal. Les résultats de l'autopsie étaient de même en tous points comparables.

Lorsqu'un sérum humain pathologique est toxique ou hypertoxique pour le cobaye, nous constatons, par conséquent, absolument la même action que pour le sérum de brightique.

3° Toxicité du sérum sanguin dans la série animale. — Le sang des animaux à sang froid présente une toxicité très grande.

Mosso le premier constate les propriétés toxiques considérables du sang des murénides. Deux dixièmes de centimètre cube de sérum d'anguille tuait le cobaye par injection intra-péritonéale. La mort survient en quelques heures après des phénomènes comateux intenses.

Wehrmann étudie le sérum de vipères et le trouve trois

fois moins toxique que le sérum d'anguille. Phisalix et Bertrand étudient la toxicité (aussi considérable) du sang de vipère, de salamandre et de crapaud. Calmettes constate la toxicité du sang de certains serpents (1).

Plus haut dans la série animale, la toxicité du sérum sanguin diminue (toujours pour le cobaye). Carré et Vallée, Leclainche et Rémond trouvent que les sérums de bœuf, de mouton, de chèvre tuent le cobaye entre 10 et 20 centimètres cubes ; le sérum de chien est toxique, ainsi que nous avons pu le constater (exp. 16) à 30 centimètres cubes. Le sérum de cheval est beaucoup moins toxique que le sérum d'homme.

A côté de ces faits constatés pour le cobaye en injections intrapéritonéales existent des travaux qui nous renseignent sur la toxicité de ces différents sérums en injections intraveineuses pour différents animaux (lapin, chien, poulet, etc.). Ces travaux nous montrent la toxicité variable du sérum humain dans la série animale et l'hypertoxicité des sérums d'animaux à sang froid.

Les phénomènes qu'on détermine en intoxiquant les cobayes avec ces différents sérums sont les mêmes que ceux qu'on détermine lorsqu'on injecte à un animal du sérum humain normal et pathologique à des doses convenables.

(1) Ces travaux sur la toxicité (générale et spéciale) du sang des ophidiens sont très nombreux. Ils nous ont fourni des données très intéressantes sur le mécanisme de l'immunité (Kyes, Noguchi, Ehrlich, Morgenroth, etc.). Ils ont même été le point de départ de travaux *pratiques* ; la préservation contre les morsures de serpents venimeux (Phisalix, Bertrand, Calmettes). Ceci pour montrer l'importance *capitale* (autant que difficile malheureusement) de ces études de toxicité pour la solution des problèmes de l'immunité.

Anatomiquement on constate les mêmes faits de cytolyse rénale et hépatique et de nécrose locale sous-cutanées. Sans insister sur les travaux extrêmement nombreux qui ont été faits sur cette question, nous rappellerons les expériences de Mosso, de Gley et Camus pour le sérum d'anguille, les travaux physiologiques de Brodie, les études histologiques de Auguste Pettit et de Fiessinger (lésions rénales intenses produites par le sérum d'anguille).

Seule la cytotoxicité hépatique et rénale du sérum de cheval a été très discutée : alors que certains auteurs constatent des lésions rénales chez des animaux traités avec ce sérum (Wiesman, Kossorotoff), d'autres (Von Kahlden, Zagare et Calabrese, Poix) n'ont pas retrouvé ces lésions. Rappelons que le sérum de cheval est très faiblement toxique pour le cobaye,

On a obtenu pour le sérum d'animaux les phénomènes d'immunité et d'anaphylaxie. Les phénomènes d'immunité ont été obtenus pour la première fois dans les travaux remarquables de Gley et Camus sur le sérum d'anguille. Quant aux phénomènes d'anaphylaxie, nous n'insisterons pas sur le nombre considérable d'expériences qui les a montrés pour le sérum de cheval, de bœuf, de mouton, etc., etc...

Conclusions. — Le sérum normal d'un animal est un poison pour un animal d'espèce différente.

C'est un poison faible, sauf dans certains cas (animaux à sang froid.

C'est un poison variable, son intensité dépend de l'espèce à laquelle appartient l'individu injecté et de l'animal qui a fourni le sérum.

C'est un poison total, il exerce une forte action sur la respiration, trouble d'une façon intense les fonctions nerveuses, détermine des lésions hépatiques et rénales. Il a en plus une action locale et détruit les tissus avec lesquels il est mis en contact.

Ce n'est pas un poison spécifique, néphrotoxique, hépatoxique ou névrotoxique. Pareil à l'immense majorité des poisons animaux, végétaux ou bactériens, il exerce son action nocive sur différents tissus ou organes.

C'est un poison immunisant et anaphylactisant.

Telles sont les conclusions qui se dégagent de l'étude des différents sérums d'animaux. Elles sont applicables ainsi qu'on le voit au sérum humain, normal ou pathologique. Si le sérum pathologique dans certains cas (urémie, pneumonie) est plus cytolytique pour le rein et le foie, ceci est dû à ce qu'il est tout simplement plus toxique. Aussi pouvons-nous trouver des analogies considérables entre l'action sur le cobaye d'un sérum de néphritique, de pneumonique, d'épileptique et un sérum animal comme celui de chien ou de mouton. Tous ces sérums tuent le cobaye à la dose de 20 à 30 centimètres cubes. Ils déterminent l'apparition de lésions hépatiques et rénales.

Nous ne pouvons pas par conséquent, en nous fondant sur les expériences précédentes, admettre qu'il existe dans le sérum des néphritiques des substances spéciales exerçant leur action uniquement sur le rein. Le sérum de néphritique exerce son action nocive sur la plupart des cellules, des tissus, des organes d'un animal d'expérience, et nous avons là de quoi nous interpréter d'une façon intéressante la présence de troubles divers (nerveux, hépatiques, gastriques, rénaux) que nous constatons au cours de l'urémie.

CHAPITRE V

CAUSES DE LA TOXICITÉ DU SÉRUM SANGUIN

I

La chimie nous montre qu'au cours de l'urémie la composition du sérum sanguin se modifie. Certaines substances : l'urée, les sels ammoniacaux, les sels de potasse, les matières extractives, augmentent dans ce syndrome d'une façon notable. La première question que nous allons nous poser est donc celle-ci : les substances chimiquement définies qui s'accumulent dans le sang des urémiques sont-elles capables de nous expliquer la toxicité spéciale de ce sérum ? Nous allons passer en revue ces différentes substances.

Rôle de l'urée. — La proportion d'urée augmente dans le sang de certains urémiques. Bostock et Christison les premiers constatent ce fait chez les malades, Prévost et Dumas confirment leurs résultats en étudiant l'urémie expémentale. Les travaux récents d'Achard et Paisseau, Widal et Javal nous donnent des renseignements précis sur cette question.

D'après Widal et Javal la teneur du sang en urée reste normal pendant de longues périodes de la maladie et parfois même jusqu'à la mort ; on trouve dans ce cas le chiffre normal d'urée (de 0.18 pour 1000 à 0.30).

Chez d'autres, au contraire, il y a une accumulation notable d'urée dans le sang pendant de longues périodes et on trouve 1 gramme, 2, 3 grammes d'urée par litre. Les quantités les plus fortes, celles qui oscillent entre 3 et 5 grammes, ont été trouvées dans le sérum des malades morts d'urémie, peu de temps après la prise du sang, ayant servi au dosage de cette substance.

Cette augmentation de l'urée peut-elle expliquer l'hypertoxicité du sérum des urémies pour les animaux d'expérience ?

Expérimentalement l'urée n'est pas toxique. C'est ce qui ressort des travaux de Claude Bernard, de Richet, de Grehant et Quinquaud. Bouchard pour tuer ses animaux était obligé d'injecter dix fois plus d'urée qu'on n'en trouve chez les urémiques. Fleischer (de Wiesbaden) conclut de ces expériences que même à fortes doses l'urée est seulement un diurétique puissant.

Ainsi donc si nous nous cantonnons uniquement sur le terrain de la médecine expérimentale, l'accumulation d'urée dans le sérum des urémiques ne joue qu'un rôle effacé dans la toxicité de ce sérum, mais il ne faut pas pousser trop loin le raisonnement par analogie, en clinique humaine les conditions sont différentes. L'accumulation de l'urée dans le sang d'individus à perméabilité rénale fortement affaiblie détermine les troubles. Elle étouffe les éléments cellulaires qu'elle baigne. Elle trouble les phénomènes d'osmose cellulaire par les modifications qu'elle apporte à la constitution physique des humeurs ; elle gêne par conséquent les échanges nutritifs intimes, la base de la vie.

Rôle des matières extractives. — Les substances azotées non albuminoïdiques autres que l'urée augmentent de même dans le sérum des urémiques. Mais l'augmentation de ces substances (créatine, créatinine, acides uriques et hippurique, leucine et tyrosine) n'est jamais aussi considérable d'après Widal et Javal que celle de l'urée.

D'un autre côté, au point de vue expérimental, la toxicité de ces substances est nulle. Feltz et Ritter, Bouchard ont constaté ce fait dans leurs travaux ; dans les expériences de Lesné, elles se sont montrées absolument sans action sur les cellules cérébrales. Ce fait est loin de nier un rôle dans l'urémie à ces matières extractives. Nous disons seulement qu'elles ne sont pas toxiques pour l'organisme à la dose où nous les trouvons dans le sang des urémiques. Ceci ne les empêche pas de montrer par leur abondance qu'il y a des troubles profonds de nutrition dans l'organisme (Théorie de Schottin) et qu'en particulier les oxydations se font mal.

Rôle des sels minéraux. — Parmi les sels minéraux les sels de potasse s'accumulent d'une façon notable au cours de l'urémie. C'est Feltz et Ritter qui nous l'ont montré au cours de l'urémie expérimentale. D'Espine trouve dans un cas d'urémie 0,881 de K_2O par litre de sérum et dans un autre cas 0,777 (Carl Schmitt a donné comme chiffre normal 0 gr. 378 K_2O par litre de sérum). Cette augmentation des sels de potasse au cours de l'urémie a été confirmée par Astachexsky, Bouchard, Rovighi, Lecorché et Talamon et contestée par Horbaczexsky et Sneyers. Or ces sels de potasse sont très toxiques. Ils tuent le lapin à la dose de 0,18 par kilogramme-animal (Feltz et Ritter).

Un autre sel, le carbonate d'ammoniaque, existe aussi en fortes proportions dans le sérum des urémiques. Lesné a montré la forte toxicité de ce sel porté directement sur le système nerveux. Les expériences de Pawlow (sur la fistule d'Eck) nous indiquent les propriétés toxiques des sels ammoniacaux.

Mais l'augmentation de la quantité de ces matières minérales n'est jamais assez considérable pour expliquer la toxicité du sérum sanguin.

L'expérimentation *in anima vili* nous montre donc que l'urée, les sels de potasse, le carbonate d'ammoniaque ne suffisent pas pour expliquer la toxicité du sérum sanguin.

Un autre argument tiré de l'expérimentation milite en faveur du rôle secondaire de ces substances dans l'intoxication urémique. Le chauffage à 55° enlève les propriétés toxiques au sérum sanguin. Or ce chauffage ne modifie nullement l'urée, les sels de potasse, le carbonate d'ammoniaque.

II

Bouchard, frappé de l'insuffisance de l'analyse chimique pour l'étude de la toxicité du sérum sanguin, a voulu aborder cette question par une autre voie. Il a cherché à caractériser les poisons contenus dans le sang des urémiques par l'expérimentation.

Les putréfactions intestinales, la désassimilation incessante des éléments anatomiques donnent naissance à des alcaloïdes et à une série de corps toxiques. L'homme fabriquerait en deux jours et quatre heures, d'après Bouchard, la quantité de poison nécessaire pour l'intoxiquer.

Ces alcaloïdes animaux sont normalement éliminés par le rein. Lorsque la fonction rénale est troublée, ils s'accumulent dans l'organisme et déterminent l'hypertoxicité du sérum et par conséquent l'intoxication urémique.

III

Nous pouvons aujourd'hui mettre l'étude de la toxicité du sérum sur un terrain plus précis que celui de l'expérimentation *in anima vili*. Nous allons nous appuyer sur deux faits : l'altération de la toxicité du sérum par le chauffage et l'altération de la même toxicité par le vieillissement du sérum.

Un sérum d'urémique chauffé à 56° pendant une demi-heure perd ses propriétés toxiques. S'il ne les perd pas complètement, elles sont en tous cas fortement atténuées, puisque dans nos expériences une dose double de la dose toxique ne déterminait aucun accident si on prenait soin de chauffer ce sérum à 56°. Ce fait de l'altération de la toxicité du sérum par le chauffage a déjà été constaté pour le sérum humain pathologique par Dumarest (qui faisait des injections intraveineuses). Pour le sérum animal et surtout pour les sérums thérapeutiques, nous avons toute une série de travaux qui confirme cette manière de voir. Nous avons de même remarqué que si on laisse longtemps dans la glacière un sérum, celui-ci perd une très grande partie de ses propriétés toxiques. Un fait analogue a été constaté par le Professeur Chantemesse qui a remarqué que les sérums thérapeutiques qui ont vieilli ne déterminent pas d'accidents sérotoxiques.

Tout ceci nous indique que la toxicité du sérum dépend des colloïdes de ce sérum. En effet, les colloïdes seuls se modifient au cours du chauffage du sérum sanguin ; les deux exemples suivants vont nous les montrer :

Lorsqu'on ajoute à un sérum de l hydrate de fer colloïdal, on provoque la formation d'un précipité (les colloïdes de signe contraire à l'hydrate de fer colloïdal, c'est-à-dire les colloïdes électro-négatifs précipitent). Si nous chauffons ce sérum à 56°, nous constatons que cette précipitation devient beaucoup plus facile (Cernovodeanu et Victor Henri). Les colloïdes électro-négatifs se sont donc modifiés ; ils sont devenus plus instables puisqu'ils précipitent plus facilement.

On sait d'un autre côté que la lécithine contenue dans le sérum active le pouvoir hémolytique du venin de cobra (Kyes). Or, certains sérums qui n'activent pas le venin de cobra acquièrent ce pouvoir activant lorsqu'on les chauffe à 62° (Calmettes). La lécithine est donc devenue disponible par le chauffage. Les complexes colloïdaux lécithine-albumine se sont décomposés.

Enfin, nous pouvons à l'ultra-microscope constater (comme André Mayer l'a fait le premier) des modifications des granules des substances colloïdes lorsqu'on les chauffe.

Tous ces faits nous indiquent par conséquent que la toxicité du sérum sanguin dépend en grande partie de l'état des colloïdes de ce sérum.

Nos études ultérieures pourront suivre deux chemins différents.

Pour Ehrlich et son école, les substances actives des toxines des sérums, ou des poisons, ont une individualité ré[illegible] et objective qui doit être définissable par les procédés c[illegible]miques (C'est pour cela que les théories d'Ehrlich sont si fertiles en dénominations). Si nous acceptons cette manière de voir, nous allons chercher par des procédés chimiques à isoler des substances albuminoïdes du sérum, celles qui déterminent de l'hypertoxicité au cours de l'urémie.

Une tentative intéressante a été faite sur ce point à Ann Harbour. Vaughan et ses élèves, dans une série de travaux remarquables sur les agents toxiques contenus au sein des albuminoïdes, ont posé en principe que les opérations suivantes (traitement par l'éther, dessiccation, puis extraction trois fois répétée à 78° par 20 parties d'alcool absolu sodé à 2 0/0) séparent la substance des albuminoïdes et des cellules en deux fractions, dont l'une insoluble dans l'alcool est inoffensive, l'autre soluble dans l'alcool représente le poison vrai auquel on a à faire dans l'affection et l'hypersensibilisation naturelles ou provoquées. Ce poison offre les caractères de précipitation des albumoses. Au point de vue expérimental, il provoque les troubles que nous avons décrits au début à propos des injections de sérum au cobaye. On a toujours à faire à un poison du centre respiratoire qui agit sans incubation par différentes voies (sauf par ingestion où il demeure inoffensif).

Pour l'école adverse, une pareille chimie telle que l'entend Ehrlich est actuellement impossible. Les substances actives de l'organisme et celles du sérum sanguin en particulier sont des colloïdes la plupart instables. Ils sont sensibles aux manifestations les plus inoffensives en apparence. Quelques gouttes d'eau distillée, de traces à peine dosables de sel, des modifications légères de la paroi du vase qui les contient et de la température extérieure, toutes ces conditions insignifiantes en apparence modifient totalement la composition de ces colloïdes. Les complexes colloïdaux, dont est formé notre organisme, se font et se défont continuellement. Il suffit d'avoir manipulé les complexes réalisés artificiellement *in vitro* pour perdre rapidement tout espoir d'établir des complexes de composition définie. Il suffit de modifier une seule des nombreuses conditions d'isolement d'un colloïde ou d'un lipoïde pour modifier à coup sûr la constitution du colloïde isolé. Ostwald, Gengou, Danyzz, Victor Henri, Iscovesco se sont fait les défenseurs de cette manière de voir. Si nous adoptons leurs théories ou plutôt leur méthode de travail, nous nous efforcerons d'étudier par les méthodes de chimie physique (encore à leur début) l'état des colloïdes du sérum sanguin et leurs modifications au cours de l'urémie.

Une tentative dans cet ordre d'idées a été faite par Iscovesco dans une série de travaux présentés à la Société de biologie. Cet auteur a constaté que le sérum sanguin contient deux ordres de colloïdes : les uns électro-positifs, les autres électro-négatifs. Il a étudié ces colloïdes par la méthode de précipitabilité et par le passage électrique. Ces méthodes sont encore à leur début et demandent à être perfectionnées ; en tous cas, la tentative est du plus haut intérêt et tout à fait dans les tendances actuelles.

Là s'arrête actuellement la notion de l'étiologie de la toxicité du sérum sanguin. Nous avons montré le chemin parcouru depuis les travaux des vieux auteurs qui ont montré le rôle des substances minérales dans cette hypertoxicité du sérum. L'école de Bouchard, dans une tentative intéressante, a cherché à définir ces poisons par la méthode expérimentale. Aujourd'hui la notion de l'altération de la toxicité du sérum par le chauffage et le vieillissement nous a montré l'importance de l'état des colloïdes du sérum dans cette toxicité, et actuellement deux chemins s'ouvrent pour notre étude. L'un, avec Ehrlich, nous engage à chercher à extraire par des procédés chimiques les colloïdes et lipoïdes toxiques du sérum. L'autre, avec les partisans de la chimie-physique, nous montre qu'il faudra étudier par les méthodes de cette chimie-physique, encore à ses débuts, l'état du sérum sanguin.

Le fait que la toxicité du sérum est liée à un état physique spécial des colloïdes n'enlève pas l'importance secondaire des autres substances. Au contraire à la lumière des données précédentes nous pourrons bien comprendre le rôle des électrolytes, sels de potasse et carbonate d'ammoniaque.

Le phénomène de la toxicité du sérum d'urémique pour le cobaye se résout à une action de colloïdes de ce sérum sur les colloïdes du cobaye. Cette action est vraisemblablement, en grande partie tout au moins, un phénomène d'adsorption qui se passe entre ces deux colloïdes.

Or dans les phénomènes d'adsorption de colloïdes par des colloïdes, la présence d'une certaine dose « optima » de sel (ou électrolyte) exerce une influence notable de mordant ou d'agent catalysateur.

Tel doit être en grande partie le rôle des sels de potasse et du carbonate d'ammoniaque dans l'hypertoxicité du sérum d'urémique.

Reste un dernier problème à résoudre. La toxicité du sérum est-elle due à des substances contenues dans le plasma sanguin ou bien est-elle sous la dépendance de sécrétions leucocytaires ? C'est un point particulier du problème général de l'immunité que deux écoles interprètent différemment. Pour Buchner, les substances actives des sérums sont contenues dans le plasma lui-même. Pour Metchnikow au contraire ce sont les leucocytes qui au moment de la coagulation laissent passer dans le sérum des produits de sécrétion qui sont les agents actifs de l'immunité et des auto-intoxications.

Nous n'avons malheureusement que deux expériences pour résoudre cette question. Nous avons comparé à deux reprises la toxicité du sérum de glacière et celle du plasma obtenu après défibrination et centrifugation. Dans nos deux expériences, le plasma s'est montré aussi toxique que le sérum et moins que les globules rouges.

Nous avons éliminé tout sérum contenant des quantités appréciables d'hémoglobine, ce qui a pu nous faire éliminer les causes d'erreur provenant de la diffusion dans le sérum des substances toxiques du globule rouge fragile.

Conclusions. — 1° L'hypertoxicité du sérum sanguin de certains urémiques est due en partie à l'accumulation dans le sang de sels de potasse, de carbonate d'ammoniaque, d'urée et peut-être d'alcaloïdes animaux, provenant des fermentations intestinales et de la désassimilation cellulaire.

2° L'altération de cette hypertoxicité par le chauffage et le vieillissement nous montre que les colloïdes jouent un grand rôle dans l'étiologie des sérums toxiques. Ces colloïdes peuvent être étudiés, soit par les méthodes chimiques (Ehrlich), soit par les méthodes de la chimie physique.

Nous pouvons nous expliquer la rétention des substances

toxiques dans le sang des urémiques. Cette rétention est due à la diminution de la perméabilité rénale.

La seconde cause — modifications des colloïdes du sérum des urémiques — est moins facile à interpréter.

Pourtant ces dernières années, la notion des anticorps rénaux fondée sur les travaux de Bordet et Gengou, Metchnikow, etc., et appliquée en pathologie rénale par Lindeman, Castaigne et Rathery, Ascoli, etc., nous permet d'orienter nos recherches sur ce point.

CHAPITRE VI

LES NÉPHROTOXINES

I

Lorsqu'on injecte à un animal une substance quelconque (globules rouges, substances albuminoïdes, bactéries), on provoque l'apparition dans le sérum sanguin de cet animal, de propriétés spéciales visant à la destruction de la substance introduite. On a attribué ces propriétés qui apparaissent dans le sérum à une substance spécifique (hypothétique) qu'on nomme anticorps. La production d'anticorps chez l'animal à la suite d'injections de globules rouges (hémolysines), bactéries (bactériolysines), toxines (antitoxines) est nette et bien étudiée. Par contre, la production d'anticorps à la suite d'injections de cellules d'un organe (cytotoxines) est encore le sujet de nombreuses discussions. Lorsque nous injectons à un lapin, disent Nefedieff, Lindeman, Castaigne et Rathery, du rein de cobaye, nous provoquons l'apparition dans le sérum de lapin de propriétés spécifiques cytotoxiques pour le rein de cobaye. Si nous injectons au cobaye le sérum du lapin ainsi préparé, nous provoquerons des lésions rénales intenses, alors que l'injection d'un sérum témoin (non préparé) restera sans action sur le rein de l'animal.

D'autres auteurs (Schultze, Albarran et Léon Bernard),

Pearce et Jackson, Bierry, Pettit et Scheffer ont trouvé des résultats un peu différents. Ils ont constaté que l'injection à un animal de cellules (ou de nucléoprotéides) provenant d'un autre animal fait apparaître dans le sérum de l'animal injecté des propriétés cytotoxiques. *Mais ces propriétés cytotoxiques ne sont pas spécifiques pour l'organe qui a été injecté, elles déterminent des lésions diverses, les sérums néphrotoxiques en particulier peuvent déterminer des lésions hépatiques aussi bien que rénales.* On peut déterminer l'apparition de ces propriétés cytotoxiques chez les animaux d'expérience de deux façons, soit en injectant du rein, par exemple, appartenant à une autre espèce animale, soit en injectant du rein appartenant à un individu de la même espèce. Dans le premier cas, nous avons production d'hétéronéphrotoxines, dans le second nous provoquons la formation d'isonéphrotoxines (toujours non spécifiques).

II

Abordons le problème par une autre voie.

S'il est vrai (hypothèse qu'on fait en raisonnant par analogie avec ce qui se passe pour les hématies et les bactéries) que l'introduction des cellules dans un organisme provoque la formation d'anticorps spécifiques, il doit exister dans le sérum des individus atteints d'affections rénales, des isonéphrotoxines dont la production serait due à ce que les cellules rénales se détruisent continuellement et sont introduites dans le système circulatoire.

Mais dans ce cas, le sérum des néphritiques devrait avoir une action spécifique sur le rein de l'animal auquel il serait injecté. Or, nous venons de voir que cette action néphrotoxique spécifique n'existe pas.

Nous nous hâtons d'ajouter que ce fait n'a qu'une importance relative au sujet des néphrotoxines. Nous savons en effet que les sérums normaux sont néphrotoxiques et d'un autre côté il y a dans le sérum d'urémique des substances toxiques chimiquement définies (carbonate d'ammoniaque et sels de potasse). Ces faits nous empêchent de juger par l'injection du sérum d'urémique à l'animal la présence d'une néphrotoxine dans ce sérum.

III

Reste enfin une troisième méthode d'études. Depuis que Bordet et Gengou ont fait connaître leur intéressante réaction, celle-ci a été appliquée à différents usages médicaux pour déceler la présence d'anticorps spécifiques. Pour la recherche des anticorps cellulaires en particulier, cette méthode a été employée la première fois par Michælis et Fleischmann. Leur exemple a été suivi par Fiessinger et par Schutze. Tous ces auteurs ont cherché par cette méthode les hépatotoxines.

Nous avons étudié cette réaction chez les néphritiques. Voici les résultats de 26 examens :

1° Le sérum des néphritiques fixe sur de l'antigène rénal ou hépatique de cobaye ou d'homme.

2° La fixation sur de l'antigène rénal peut varier. Positive certains jours, négative dans d'autres.

3° Les sérums d'individus non atteints de néphrite présentent absolument les mêmes fixations irrégulières.

Ces faits peuvent s'expliquer par l'une des deux hypothèses suivantes :

1° La méthode est mauvaise. La réaction n'est pas spécifique. En tous cas — fait qu'on oublie beaucoup en médecine — les conditions physico-chimiques de cette réaction sont très peu connues et son interprétation arbitraire.

2° Les anticorps rénaux peuvent exister chez les individus sains. En tous cas, ces anticorps ne sont pas spécifiques puisqu'ils fixent sur du foie aussi bien que sur du rein.

IV

De tout ce qui précède, nous pouvons tirer la conclusion suivante.

L'introduction dans un organisme de cellules rénales provoque la formation dans le sérum de propriétés spéciales. Le sérum devient plus cytotoxique pour la cellule rénale et pour d'autres cellules.

Or dans les néphrites chroniques, il se fait continuellement des destructions cellulaires. Les cellules rénales altérées pénètrent dans le sang du malade. Le sérum du malade acquiert de ce fait des propriétés spéciales cytotoxiques visant à la destruction de ces cellules rénales altérées. Le sérum devient donc toxique pour la cellule rénale et pour d'autres cellules.

Cette notion d'anticorps non spécifiques élargit la conception de Castaigne et Rathery. Mais les faits avancés par ces auteurs, même si on éloigne complètement la notion de spécificité, n'en gardent pas moins leur valeur ainsi que nous allons le voir au chapitre de pathogénie.

Cette apparition de propriétés toxiques dans le sérum sanguin des animaux auxquels on a injecté des cellules rénales (et par analogie des néphritiques qui résorbent des cellules rénales détruites) peut s'interpréter de deux façons.

On peut admettre l'apparition dans le sérum de substances indépendantes, ambocepteurs néphrotoxiques ou néphrotoxines, qui avec le concours du complément (ou alexine) contenu normalement dans le sérum agissent sur la cellule rénale.

On peut d'un autre côté admettre simplement un changement de l'état physique des colloïdes du sérum, changement physique auquel correspondrait une modification des propriétés biologiques.

Les faits que nous avons cités au sujet de l'influence du chauffage et du vieillissement sur la toxicité du sérum sont en faveur de cette théorie. La première hypothèse (celle qui admet l'apparition d'une substance définie, indépendante, néphrotoxine) n'a aucun fait expérimental pour elle. On cherche en vain par tous les procédés l'ambocepteur néphrotoxique. C'est la pierre d'achoppement des doctrines d'Ehrlich.

D'ailleurs cette façon de raisonner de l'Ecole de Vienne nous fait admettre un nombre infini d'ambocepteurs, de substances plus ou moins spécifiques dans les différents immuns sérums. La question se complique inutilement et l'étude est loin de se poser sur un terrain aussi précis que celui de la chimie-physique.

CHAPITRE VII

CONTRIBUTION QU'APPORTENT A LA PATHOGÉNIE DE L'URÉMIE LES NOTIONS SUR LES PROPRIÉTÉS BIOLOGIQUES DU SÉRUM

Dans la conception qu'on se fait actuellement des néphrites et de l'urémie, on tend à se dégager de la doctrine organicienne étroite de Bright et de ses successeurs immédiats. Ce n'est pas seulement la lésion rénale qui domine dans ce syndrome, les modifications d'autres organes, les altérations des humeurs jouent un rôle considérable dans la pathogénie de l'urémie : une discussion récente, celle qui il y a quelques mois a suivi au congrès de Milan le rapport de Margliano, est intéressante à cet égard parce qu'elle met bien en évidence cette tendance de la médecine des néphrites.

I

Envisageons tout d'abord les altérations des tissus fixes des organes. Le rein joue un rôle considérable dans la pathogénie de l'urémie, la diminution de sa perméabilité ; l'arrêt de cet émonctoire important entre en grande partie dans le mécanisme de ce syndrome, mais il y a — et Léon Bernard a beaucoup insisté sur ce point — des urémies sans diminution de la perméabilité rénale.

Pour être important, ce rôle du rein n'est pas exclusif dans l'urémie. Tant que des organes vicariants, le foie, les surrénales entre autres, compensent l'hypofonctionnement du rein, l'organisme tolère la néphrite. Mais à la longue ces organes s'altèrent, se fatiguent, leur fonctionnement devient anormal, et c'est alors que l'urémie éclate.

Le rôle des organes autres que le rein dans la genèse de l'urémie, soupçonné depuis longtemps par les cliniciens, est entré dans une phase d'études précises avec la technique expérimentale et histologique moderne. Dans des travaux récents Léon Bernard et Laederich ont étudié les lésions hépatiques dans les néphrites chroniques, Vaquez, Darré se sont occupés du rôle des surrénales.

Telles sont les modifications des tissus fixes au cours de l'urémie. Envisageons maintenant les altérations humorales. Le sang a été particulièrement étudié à ce point de vue.

Le sérum sanguin dans l'urémie ne change pas dans certains cas au point de vue de sa toxicité pour l'animal d'expérience. Nous laisserons de côté cette urémie sans hypertoxicité du sérum ; elle pose le problème intéressant des rétentions interstitielles et celui des troubles de la sécrétion interne du rein. Elle nous fournit des faits importants pour l'étude du mécanisme régulateur de la composition du sang. (Achard et Loeper ont particulièrement étudié cette question.)

Nous analyserons de plus près l'urémie accompagnée d'hypertoxicité du sérum, mais déjà cette première notion de l'absence de toxicité sanguine dans certains cas d'urémie nous indique qu'il faut diviser en deux les néphrites au point de vue physio-pathologique.

Le sérum d'urémique est devenu hypertoxique et, en raisonnant par analogie, nous pouvons admettre que l'organisme de l'urémie est intoxiqué par son propre sérum. Les échanges cellulaires sont modifiés par les altérations de l'humeur qui les baigne. Nous rencontrons au cours de l'urémie des troubles divers du foie, du rein, du système nerveux (et le fait de la toxicité polyvalante du sérum d'urémique que nous avons constatée au cours de nos expériences, nous permettra de comprendre la multiplicité de ces troubles). C'est là un raisonnement par analogie par conséquent insuffisant au point de vue de la logique pure, mais dans l'état actuel c'est le seul que nous puissions faire.

Ce n'est pas là d'ailleurs le seul argument qui nous engage à considérer l'urémie comme une auto-intoxication. Les urémiques se trouvent bien d'un régime, laissant le moins de déchets possible, une saignée les soulage, une élimination abondante par le rein ou l'intestin de même. L'ensemble de ces faits joint aux données expérimentales sur la toxicité du sérum confirme la doctrine de l'auto-intoxication dans l'urémie.

Il y a donc au début de l'urémie un hypofonctionnement rénal ; les substances toxiques s'accumulent dans le sang, mais tant que les organes vicariants travaillent bien, ces poisons du sang s'éliminent ; le jour où le foie, les surrénales ne fonctionnent plus normalement, les substances toxiques s'accumulent et l'urémie auto-intoxication éclate.

III

Pour serrer de plus près le problème de l'auto-intoxication urémique, nous chercherons les poisons qui se sont accumulés dans le sang. C'est ce qui a été fait dans le chapitre précédent.

Il y a tout d'abord l'urée. Willis lui a attribué tous les méfaits, son rôle est considérable, mais non pas exclusif et nous avons établi dans le chapitre précédent que bien des arguments militent pour considérer que, dans l'urémie, il y a bien autre chose à côté de l'intoxication uréïque. Nous avons constaté de même que les autres substances qui s'accumulent dans le sérum de nos malades, le carbonate d'ammoniaque, les sels de potasse, les matières extractives, les alcaloïdes animaux divers, ne suffisent pas pour expliquer le rôle toxique du sérum sanguin pour l'animal d'expérience et par analogie, pour l'organisme du malade.

La toxicité du sérum dépend en grande partie de l'état physique des colloïdes de ce sérum ; cet état physique se modifie dans l'urémie.

Dans le mémoire d'Albu sur la toxicité du sérum (mémoire paru en 1897), nous lisons la phrase suivante :

« Behring prétend que les toxines et antitoxines qui circulent dans le sang ne sont pas des corps chimiques, mais des forces physiques (comme le magnétisme et l'électricité). Cette opinion est si loin des principes positifs de la médecine que nous sommes dans l'impossibilité de l'admettre. »

Les faits que nous venons d'énumérer et qui plaident en faveur du rôle des colloïdes dans la toxicité du sérum sanguin nous montrent que nous ne pouvons pas adopter aujourd'hui une opinion analogue à celle qu'exprimait Albu en 1897. Au contraire, cette doctrine des forces physiques et l'application des méthodes de physique à l'étude des phénomènes de l'immunité fait de jour en jour des progrès considérables.

Aussi, *nous demandons, en nous fondant sur les expériences exposées dans ce mémoire, qu'on accorde une importance dans la genèse de l'urémie aux modifications physiques des colloïdes du sang.* A côté de la notion d'auto-intoxication par les poisons retenus dans le sang des urémiques doit rentrer le fait des troubles provoqués par l'altération des colloïdes du sang.

Là s'arrêtent nos recherches. Quelle est au juste cette altération, quelle est sa cause et son importance? Les méthodes de la chimie-physique encore à leur aurore nous permettront peut-être de résoudre un jour ce problème si passionnant.

Pour le moment, nous ne pouvons faire que des hypothèses directrices. Parmi ces hypothèses, une des plus séduisantes est celle qui fait intervenir la destruction des cellules rénales chez le néphritique dans la genèse des modifications physiques des colloïdes du sérum du malade.

Au cours des néphrites chroniques, les produits de désintégration des cellules rénales tombent dans le courant circulatoire.

Les colloïdes du sérum adsorbent ces débris cellulaires et leur état physique se trouve modifié. A cette modification physique correspond une modification biologique, le sé rum sanguin devient plus toxique pour différents cellules et organes.

IV

Cette augmentation de la toxicité est un processus de défense, mais — c'est un fait fréquent en pathologie générale — ce processus de défense dépasse le but et le sérum devenu cytotoxique continue à agir sur le rein, le foie, le système nerveux, et provoque de nouveau des troubles cellulaires. Il y a donc là un cercle vicieux qui détermine une aggravation de la maladie.

C'est pour cela que nous assistons fréquemment en clinique à une aggravation brusque et rapide des phénomènes sans aucune cause apparente et malgré un traitement rigoureusement suivi. Prenons l'exemple d'un de nos malades C'était un peintre en bâtiment âgé de 46 ans et albuminurique depuis deux ans avant son entrée à l'hôpital. A son entrée il présente de la dyspnée peu accentuée et de l'hypertension artérielle (22 au Pachon). Sous l'influence du repos, du régime lacto-végétarien, du chlorure de calcium, le malade s'améliore, sa dyspnée disparait presque. son albumine diminue (de 2 gr. à 50 centigr.), sa tension tombe de 2° et le malade se préparait à partir en convalescence. Mais brusquement, sans aucune cause apparente. sans que le malade ait quitté son lit, sans qu'il y ait eu une infraction quelconque du régime, la dyspnée réapparait et s'aggrave, la quantité d'urine baisse et l'albumine monte à 3 grammes, des vomissements apparaissent, le malade commence à délirer et succombe dix jours après le début de ces accidents, malgré deux saignées abondantes.

Ne pouvons-nous pas expliquer par l'intoxication de l'organisme, par des nouvelles cytotoxines, cette brusque et inexplicable aggravation de symptômes ?

Nous voyons quel parti on peut tirer pour l'explication de ces faits des expériences de Castaigne et Rathery et autres.

Et il n'est point nécessaire de faire intervenir l'hypothèse de la spécificité des néphrotoxines ; au contraire, dans notre conception de toxicité générale augmentée agissant sur différents organes et cellules, nous nous rendons compte de l'action complexe du sérum d'urémique et de la multiplicité des symptômes que nous rencontrons au cours de ce syndrome.

Nous nous expliquons aussi de la même façon pourquoi le traitement réussit très bien au début d'une néphrite chronique et très mal lorsque l'affection est avancée. Albert Robin insiste dans son enseignement sur la nécessité de traiter très énergiquement le mal de Bright au début, car nous pouvons beaucoup au début de l'affection par la thérapeutique fonctionnelle. Notre tâche devient plus difficile lorsque la maladie a avancé, lorsque la lésion s'est constituée, car ces cellules détruites qui tombent dans le courant circulatoire deviennent, par le mécanisme que nous venons d'indiquer, une cause puissante d'aggravation rapide des symptômes.

CHAPITRE VIII

NOTIONS GÉNÉRALES SUR LES CONSTITUANTS COLLOIDES DE L'ORGANISME. — LEUR ROLE DANS L'IMMUNITÉ

L'étude des colloïdes a été assez longtemps dédaignée en médecine et ce n'est que ces dernières années qu'on a demandé à la chimie-physique l'interprétation de certains phénomènes biologiques.

Il nous semble par conséquent nécessaire de donner certaines notions générales sur l'état colloïdal ; on trouvera des détails plus précis dans des travaux médicaux récents, dans l'ouvrage d'Albert Robin sur les ferments métalliques, dans la thèse de Stodel, dans les communications de Victor Henri, et Mayer.

Les colloïdes sont des substances qu'on isole en se fondant sur un ensemble de propriétés physiques, il ne s'agit donc pas à proprement parler d'une classe de corps particuliers, mais d'un état physique spécial. Il n'y a pas « des colloïdes », mais un « état colloïdal », comme il y a un état solide ou liquide.

On dit qu'un corps à l'état colloïdal lorsqu'il se trouve dans un solvant divisé en une quantité considérable de particules visibles seulement à l'ultra-microscope. Ces granules sont donc en suspension dans le solvant.

Il y a des corps dont les solutions ne peuvent être que

colloïdales (albumine, amidon, etc.). Il y en a d'autres d'autres dont les solutions peuvent dans certains cas seulement être colloïdales (hydrate de fer, sulfures, argent, or, etc.). On voit donc par ce qui précède que c'est l'état physique dans lequel se trouve la substance dans son solvant qui constitue le colloïde.

Mais par extension on donne le nom de colloïde à des substances telles que l'albumine, même non en solution lorsque les solutions de ces substances ne peuvent être que colloïdales.

Cette extension du terme obscurcit un peu la compréhension, aussi resterons-nous à la conception que nous avons développée et que nous résumons par l'équation suivante : colloïde = solvant + substance, se trouvant sous forme de granules ultra-microscopiques.

I

Pour nous rendre compte de la place qu'occupent les colloïdes, dans la classification physique des corps, il convient d'étudier l'état dans lequel nous pouvons trouver différentes substances dans leur solvant.

Il y en a qui sont complètement dissoutes, telles le chlorure de sodium dans l'eau. A l'ultra-microscope nous ne voyons rien, le champ est, suivant l'expression de Springer, optiquement vide. Cet état physique correspond aux corps qu'on désigne sous le nom d'électrolytes.

Dans une autre série de faits, la substance qui se trouve dans le solvant est divisée en une quantité considérable de granules non visibles à l'œil nu, non visibles au microscope, mais visibles à l'ultra-microscope. Le diamètre de ces particules oscille entre 40 $\mu\mu$ et 1/2 μ. On dit dans ce cas que la substance se trouve à l'état colloïdal et que nous avons à faire à une solution (ou pseudo-solution colloïdale).

Dans d'autres cas la substance se trouve dans le solvant sous forme de gouttelettes visibles à l'œil nu ou au microscope. On dit dans ce cas qu'il y a émulsion, la substance qui se trouve dans le solvant est en état physique d'émulsion (de même que nous avons vu des substances à l'état colloïdal).

Enfin, nous pourrons trouver la matière introduite dans le solvant sous forme de gros agglomérats, c'est le cas des poudres insolubles.

Ces considérations nous montrent que les colloïdes ne sont pas complètement isolés, des intermédiaires les relient aux états électrolytes ou aux émulsions. Aussi la classification de Grahan était-elle trop exclusive. Pour lui la démarcation entre cristalloïdes et colloïdes était très tranchée. Les premiers cristallisaient dans l'eau et diffusaient à travers les membranes ; les autres ne cristallisaient pas et diffusaient très lentement. Cette division aussi tranchée n'est plus admise à l'heure actuelle et l'étude que nous venons de faire de l'état physique des solutions nous le montre d'une façon évidente.

Quoi qu'il en soit, l'état colloïdal se trouve relativement bien défini et à cet état se rattachent certaines propriétés physiques que le médecin doit connaître, car notre organisme est formé de colloïdes.

II

Propriétés optiques des colloïdes. — Tyndall a montré

que la présence de particules fines dans une solution (poussières, gouttelettes) peut être mise en évidence en faisant passer un rayon lumineux à travers cette solution. Les poussières diffusent la lumière et deviennent visibles pour un observateur placé latéralement.

C'est ce phénomène de Tyndall qui a servi de point de départ aux recherches sur l'ultra-microscope. Lorsque les granulations sont très petites, on ne peut pas les apercevoir à l'œil nu dans le faisceau de Tyndall, mais en s'armant d'un microscope on arrive à constater leur présence. C'est par ce procédé qu'à la suite des travaux de Spring, Siedentopf et Zsigmondy parvinrent à montrer les particules contenues dans les solutions colloïdales. Cotton et Mouton perfectionnèrent cet ultra-microscope.

Si on examine une solution colloïdale métallique préparée par le procédé de Bredig, les granules apparaissent comme des points inégalement lumineux et agitées de mouvement continus qui sont les mouvements browniens.

Le botaniste Robert Brown a montré en 1827 que les particules microscopiques très petites des cellules végétales sont animées de mouvements rapides et désordonnés. Plus tard on constate que d'une façon générale les particules dont le diamètre est inférieur à 1 μ exécutent des mouvements rapides et en tous sens. Ces mouvements sont indépendants de la nature du corps. On a étudié ces mouvements par des mesures physiques. Victor Henri et Mlle Chevroton ont réussi à cinématographier les mouvements présentés par les granulations ultra-microscopiques du latex de caoutchouc.

Il y a des colloïdes qui ne sont pas résolubles en granules vivants visibles. Dans ce cas, tantôt les granules sont trop petits pour être visibles ou bien ils ont un indice de réfraction égal à celui de leur solvant. Le faisceau de Tyndall est visible dans ces circonstances sous forme d'une lueur bleuâtre diffuse. On donne à cette catégorie de colloïdes (qui comprend le plus grand nombre de colloïdes de l'organisme) le nom de gels. Ces gels sont stables, leurs particules ont une forte liaison avec leur solvant et ne peuvent en être séparés (précipités) que difficilement. Parmi ces gels, il y en a dans lesquels aucune particule n'est visible, mais on en trouve aussi dans lesquels on voit de grosses particules lumineuses de 1 à 1/2 μ de diamètre. Entre ces deux extrêmes existent de nombreux intermédiaires.

III

Phénomènes d'adsorption. — Si nous plongeons dans l'eau une lame de verre et nous la retirons en l'essuyant aussi soigneusement que possible, la surface de la lame reste recouverte d'une couche d'eau ayant une épaisseur de 5 μ, mais présentant avec la lame de verre une adhésion telle qu'il faudra chauffer à 500° pour chasser l'eau. C'est ce phénomène démontré pour la première fois par Bunsen, cette adhérence particulière du solide et du liquide à leur surface de séparation, qui constitue l'adsorption.

C'est un phénomène irréversible et par conséquent différent de l'absorption.

La quantité d'eau retenue par la lame de verre, dans cette expérience de Bunsen, dépend naturellement de sa surface Si nous augmentons cette surface en brisant la lame de verre en nombreux petits morceaux, nous augmentons le phénomène d'adsorption.

Or dans une pseudo-solution colloïdale la substance est

divisée en un nombre considérable de particules ultrafines. La surface totale de ces particules est très considérable, les colloïdes présentent par conséquent le phénomène d'adsorption d'une façon très intense.

Quelques exemples nous éclairciront les données précédentes.

Dans une solution d'or colloïdal titrant 0 gr. 05 d'or par litre, il y a, d'après les calculs de Zsigmondy et de Kirchner, un milliard de granules, dont le diamètre est de 15 $\mu\mu$, la surface totale de ces granules serait donc (si on les suppose sphériques) de 625 mètres carrés.

De même d'après Zsigmondy il y a dans une solution d'albumine à 1 0/0 des granules dont les surfaces donnent en s'additionnant 60 mètres carrés.

On conçoit donc la puissance d'adsorption des poudres fines et des colloïdes.

Un autre point mérite d'être mis en évidence. Le phénomène d'adsorption se fait avec une force très considérable. Langergreen par des calculs de *thermo-dynamique* a montré que la force moyenne sous laquelle un liquide est adsorbé par la poudre de kaolin, le noir animal est de 7 à 10 milliers d'atmosphères.

Il peut y avoir de l'adsorption des électrolytes par des colloïdes et des colloïdes par d'autres colloïdes ; dans ce dernier cas, les électrolytes peuvent agir comme mordants pour favoriser les phénomènes d'adsorption.

Ces faits trouvent des applications importantes en biologie.

Le phénomène de teinture n'est autre chose que l'adsorption du colloïde colorant par les colloïdes des tissus.

Lorsqu'une toxine s'introduit dans l'organisme, il se forme, dit-on, une antitoxine qui se combine avec la toxine et la neutralise ; or ni toxine, ni antitoxine n'ont pu être isolées par des procédés chimiques.

Une autre théorie basée sur cette propriété primordiale des colloïdes nous permet de nous rendre compte de ce phénomène de défense. Le poison introduit dans le sang est adsorbé par cette immense surface que forment les granules colloïdaux du sérum sanguin.

D'ailleurs *a priori* on conçoit facilement que le phénomène d'adsorption, phénomène de toute surface, doit jouer un rôle considérable dans notre organisme constitué par des colloïdes, c'est-à-dire des surfaces énormes, multipliées par la division infinie des granules.

IV

Propriétés électriques. — Si on dissout un électrolyte dans un solvant, on l'ionise, c'est-à-dire on le dissout en ions, en faisant passer un courant électrique à travers ces solutions, on constate que certains de ces ions se portent vers le pôle positif, d'autres vers le pôle négatif ; par exemple, en mettant deux électrodes dans une solution de sulfate de cuivre, un dépôt de cuivre se fait au niveau du pôle positif alors que l'acide sulfurique se dirige vers le pôle négatif. On dit qu'il y a dissociation électrolytique.

Plongeons au contraire les deux électrodes d'une pile électrique dans les deux branches d'un tube en U contenant une pseudo-solution colloïdale du sulfure d'arsenic par exemple, nous constatons que notre solution devient très claire du côté du pôle négatif, alors qu'elle s'épaissit du côté du pôle positif ; les molécules du sulfure d'arsenic se sont portées en bloc du côté du pôle positif; il n'y a pas eu dissociation électrolytique, mais transport global vers l'un des pôles.

Electrolytes et colloïdes se comportent par conséquent d'une façon différente ; en présence du courant électrique, les électrolytes se divisent en molécules dites ions ; chaque ion possède une charge électrique spéciale et se dirige vers un pôle différent ; les colloïdes ne se dissocient nullement par l'électricité ; ils ont une charge électrique spéciale qui fait qu'ils se transportent vers l'un ou l'autre pôle.

Ce phénomène de transport électrique peut être très bien étudié à l'aide de l'ultra-microscope.

La dissociation électrolytique d'une solution vraie est fonction de l'intensité du courant, la vitesse du transport d'un colloïde dépend de la différence de potentiel aux électrodes.

On peut diviser au point de vue de leurs propriétés électriques les colloïdes en positifs et en négatifs ; les premiers se transportent lorsqu'on fait passer un courant électrique dans leur solution du côté du pôle négatif ; tels sont l'hydrate ferrique, l'oxyphémoglobine, le violet de méthyle, le bleu de méthyle, le rouge de Magdala. Les autres se dirigent du côté du pôle positif ; tels sont l'or, l'argent, le platine colloïdaux les différents sulfures et en particulier le sulfure d'arsenic, le bleu d'aniline, l'indigo, la fuchsine, la gélatine, l'albumine, l'amidon, la dextrine, le glycogène, les gommes.

On a beaucoup discuté sur le signe électrique des albumines de l'organisme. Hardy prétend que ce sont des colloïdes dits amphotères, c'est-à-dire sans signe électrique précis. Pour d'autres auteurs, il n'existe pas de colloïdes amphotères et les albumines sont tantôt positives tantôt négatives.

Il est vrai que l'étude électrique des substances qui constituent notre organisme est pleine de difficultés, car le signe électrique de ces substances se modifie sous l'influence de causes en apparence les plus secondaires. Ceci n'a rien de quoi nous supprendre. Ce qui constitue le phénomène le plus important des propriétés des colloïdes, c'est la mobilité et la facilité des changements, c'est d'ailleurs cette mobilité incessante qui caractérise la vie ; or, cette mobilité se rencontre dans la facilité avec laquelle les colloïdes changent de signe électrique ; si à une pseudo-solution colloïdale nous ajoutons quelques traces d'un sel, le signe électrique du colloïde peut se modifier à la suite de l'adsorption de l'électrolyte.

V

Action des électrolytes sur les colloïdes. — Lorsqu'on ajoute à une suspension ultra-microscopique d'argent, par exemple, à un colloïde quelconque, un électrolyte (un sel de métal, bivalent ou trivalent), le sel est absorbé par les granules du colloïde ; ceux-ci (Mayer et Terroine ont pu le voir à l'ultra-microscope) se rassemblent, forment des amas de plus en plus gros et finissent par se précipiter.

La précipitabilité de certains colloïdes est indépendante de la valence du métal et dépend uniquement de l'atomicité de l'acide ; ce sont les colloïdes électropositifs.

D'autres colloïdes dépendent, au point de vue de leur précipitabilité, de la valence du métal et non de celle de l'acide ; ce sont les colloïdes électropositifs.

Le précipité qui est formé est constitué par des granules colloïdaux au niveau desquels on trouve retenus des ions précipitants, le radical acide dans les précipités des colloïdes positifs, le métal dans les précipités de colloïdes négatifs.

On ne peut pas par le lavage enlever complètement l'électrolyte, il s'agit par conséquent bien d'un phénomène irréversible et nous avons à faire à un *précipité d'adsorption*.

De même nous allons voir qu'en faisant agir des traces d'un colloïde sur un autre, on pourra former un complexe colloïdal dont le signe électrique ainsi que d'autres propriétés physiques changeront.

Dans les phénomènes électriques des colloïdes, il ne faut pas considérer seulement le signe électrique ; la vitesse du transport de même pourra nous donner des indications importantes sur les propriétés physiques de ces substances.

Des phénomènes intéressants et en particulier des phénomènes de précipitation et de redissolution de précipités dépendent du signe électrique des colloïdes qui prennent part à ces réactions ; or ce signe se modifie sous l'influence de différentes causes que la physique étudie. Nous concevons l'importance de ces modifications de signe électrique des colloïdes qui prennent part aux fonctions de notre organisme, fonctions de nutrition et fonctions de défense.

VI

Actions des colloïdes les uns sur les autres. — Si on mélange deux solutions colloïdales de signes électriques opposés, il se forme un précipité ainsi que Linder et Picton ont les premiers constaté.

Si on étudie quantitativement cette formation de précipités, on constate qu'elle augmente avec l'augmentation de la dose du colloïde précipitant, et après avoir passé par un maximum diminue même si l'on augmente de plus en plus la dose du colloïde précipitant ; dans cette précipitation d'un colloïde, il n'y a pas une progression continue.

Si on fait agir deux colloïdes de même signe, on détermine la formation d'un complexe dont les propriétés sont indépendantes de celles des deux colloïdes qui ont servi à le former.

Ces études de précipitabilité des colloïdes et la formation des complexes trouvent des applications importantes en physiologie normale et pathologique (il est vrai que pour le moment nous ne pouvons raisonner que par analogie). Dans l'action de défense de l'organisme, contre des microbes, par exemple, il y a eu d'abord un phénomène d'adsorption qui agglomère ces agents pathogènes. Cette agglomération devient de plus en plus considérable et on arrive à une agglutination complète (ce qui n'est qu'une précipitation). La précipitation d'un colloïde dépend du signe électrique du colloïde précipitant et est modifiée par la présence d'électrolytes ; le signe électrique des colloïdes change facilement sous l'influence de divers facteurs que nous avons étudiés ; on conçoit l'importance de ces propriétés électriques et de leurs modifications dans les fonctions de défense de l'organisme.

Un complexe colloïdal formé par deux colloïdes de signes

électriques opposés est redissoluble dans l'excès d'un colloïde, mais il peut être de nouveau précipité sous l'influence d'une modification du milieu extérieur de l'apparition ou de la disparition d'un électrolyte. La coagulation du sang, la formation de calculs biliaires ont pu être comparés à ces précipitations de complexes colloïdaux. On a fait ces dernières années une série de travaux d'une importance capitale sur l'étude de l'immunité. Or dans un article paru il y a deux ans, dans les *Annales de l'Institut Pasteur*, Nicolle a montré que cette complexité des phénomènes de l'immunité pouvait se réduire très facilement et qu'il y avait en somme toujours, tantôt des phénomènes de Lyse, tantôt des phénomènes de coagulation. Les données de la chimie-physique des colloïdes confirment cette manière de voir ; il s'agit toujours, soit de phénomènes de précipitabilité, soit de phénomènes de dissolution de précipités, sous l'influence de la propriété générale primordiale, de l'adsorption de cette énorme surface que forment les colloïdes, et sous la dépendance du changement de propriétés électriques et des modifications apportées par la présence des électrolytes.

VII

Etude spéciale des colloïdes du sérum sanguin. — Le sérum sanguin donne un aspect de gel, c'est-à-dire on ne peut pas déceler des granules vibrants ; mais si on le dilue avec de l'eau distillée de façon à faire apparaître, comme on dit, les globulines, on voit une série de phénomènes étudiés par André Mayer (surtout pour le blanc d'œuf) à l'ultra-microscope.

1er Stade du fond noir. Le colloïde apparaît comme un gel uniforme.

2e Stade des nébuleuses. On voit peu à peu des traînées lumineuses.

3e Stade de granules. Des petits points brillants et scintillants apparaissent et augmentent peu à peu en nombre et en grosseur.

Par addition de chlorure de sodium on constate que tous ces phénomènes sont entièrement réversibles.

Le sérum sanguin est un complexe constitué par des colloïdes électro-négatifs et des colloïdes électro-positifs ; la preuve c'est que le sérum précipite par l'hydrate de fer colloïdal, donc contient des colloïdes négatifs, et aussi par le sulfure d'arsenic qui ne précipite que les colloïdes positifs. Les précipités qu'on obtient présentent comme pour toutes les réactions entre colloïdes des proportions optima. Ceux obtenus par le sulfure d'arsenic sont presque instantanément redissolubles quand on emploie de petites quantités de sulfure colloïdal. (Iscovesco.)

Les précipités obtenus sont bien des réactions de colloïde à colloïde et non pas d'électrolytes sur colloïdes, car elles sont les mêmes si on opère sur du sérum dialysé. La présence dans le sérum sanguin de colloïdes positifs et de colloïdes négatifs peut être démontrée de la même façon par le passage dans le sérum d'un courant électrique.

Cette co-existence de colloïdes de signes opposés sans précipitation se conçoit en admettant un complexe formé par le mélange de deux colloïdes de signes contraires, complexe redissous dans un excès d'un des colloïdes.

Le sérum sanguin exerce sur les réactifs vivants, animaux,

cellules, microbes, certaines propriétés dites biologiques.

Dans certaines affections et en particulier dans l'urémie, la toxicité du sérum est très augmentée. Le chauffage à 56° enlève cette toxicité. Donc cette propriété dépend des colloïdes, car à cette température seuls les colloïdes changent.

Certains sérums agglutinent des microbes. Le chauffage à 56° enlève cette propriété agglutinante. Cette agglutination donc dépend des colloïdes.

D'autres sérums détruisent des cellules, des globules rouges par exemple. Le chauffage à 56° empêche l'hémolyse. Celle-ci dépend par conséquent des colloïdes.

Les colloïdes présentent une propriété primordiale due à leur immense surface, l'adsorption ; l'adsorption dans certains cas détermine l'agglomération des granules, la précipitation ; dans d'autres cas elle amène leur désagrégation, la lyse, la dissolution du précipité.

Les propriétés biologiques des humeurs au cours des différentes affections microbiennes et autres représentent des phénomènes de lyse d'agglutination. Ces phénomènes se modifient avec la modification des colloïdes, ils dépendent d'eux et sont des cas particuliers de l'*adsorption*.

VIII

Ces données sur le rôle des colloïdes dans les phénomènes de l'immunité resteraient dans le domaine de la spéculation toute théorique malgré toutes les expériences *in vitro* ou *in anima vili* s'ils n'étaient confirmés par *la pratique* de la médecine humaine.

Rien ne confirme une vérité, dit William James, sinon

l'application pratique, la démonstration de l'utilité pour la vie humaine. — Et ces principes de la logique pragmatique commencent à jouer un grand rôle dans la vie scientifique.

Or cette sanction pragmatique, cette pratique thérapeutique, existe en matière de colloïdes. Prenons des substances telles que l'or, l'argent, le platine ; elles n'ont à l'état normal aucune action pour la lutte contre l'infection, mais elles acquièrent une telle propriété et aident l'organisme à lutter contre les agents pathogènes, elles agissent comme adjuvants dans l'immunité le jour où nous les faisons passer à l'état colloïdal, le jour où nous les transformons en ferments métalliques.

PIÈCES JUSTIFICATIVES

OBSERVATIONS ET EXPÉRIENCES

FAITES

Dans le Laboratoire de M. le Dr Galliard, à Lariboisière.

Dans le Laboratoire du Professeur Albert Robin, à Beaujon.

Dans le Laboratoire de M. le Professeur Chantemesse, à l'Hôtel-Dieu.

Dans le Laboratoire de physiologie de la Sorbonne (Professeur Dastre).

1° Observations de toxicité du sérum sanguin au cours de néphrites chroniques.

Obs. I. — M..., 24 ans, néphrite interstitielle, tension 20. Hématuries abondantes. Urines abondantes (2 litres 1/2 par jour). Albumine 1 gramme à 3 grammes par jour. Pas de bacilles de Koch dans l'urine, cylindres granuleux, globules blancs. Une inoculation du culot de l'urine au cobaye ne détermine pas de la tuberculose. Etat accentué de dépression nerveuse. Rétinite albuminurique (Examen fait par le Dr Poulard).

Rétrocession des symptômes (même des troubles oculaires) sous l'influence du chlorure de calcium. Le malade sort de l'hôpital amélioré.

Mort subitement au cours d'un voyage (Trouvé le matin mort dans son compartiment, la face cyanosée, les lèvres bleuâtres).

Etude de la toxicité du sérum sanguin. — Cobaye A, injection de 10 centimètres cubes de sérum.

Cobaye B, injection de 20 centimètres cubes de sérum.

Cobaye C, injection de 30 centimètres cubes de sérum.

Le cobaye C meurt 4 heures après l'injection. Les deux autres ne présentent aucun phénomène de toxicité immédiate. Le cobaye A est trouvé mort dans sa cage 8 jours après l'injection. Le cobaye B est encore vivant un mois après l'injection.

Obs. II. — B..., chapelier, 43 ans, salle Saint-Denis, n° 11. Spécifique, dyspnée depuis 5 ans. Urémie respiratoire (dyspnée, oppression, râle de bronchite), tension 20, bruit de galop, urine 3 litres, albumine 1 gramme par 24 heures. La dyspnée diminue sous l'influence du chlorure de calcium.

Etude de la toxicité du sérum. — Cobaye A, injection de 10 centimètres cubes de sérum.

Cobaye B, injection de 20 centimètres cubes de sérum.

Cobaye C, injection de 30 centimètres cubes de sérum.

Les cobayes B et C meurent dans les 24 heures qui suivent l'injection. Le cobaye A meurt 20 jours après l'injection.

Cytotoxicité du sérum. — Cobaye D injecté avec 15 centimètres cubes de sérum, tué 6 heures après l'injection. L'examen microscopique des reins nous montre des lésions de cytolyse de premier et de deuxième degré. Le foie présente des lésions cellulaires peu marquées (dégénérescence granuleuse).

Obs. III. — H. U..., entré le 3 septembre 1908, salle Louis, n° 2. Urémie par néphrite interstitielle, dyspnée, œdèmes, tension 20, bruit de galop, hémiplégie ancienne organique droite. Crises convulsives très intenses.

Etude de la toxicité du sérum. — Première détermination faite le 7 novembre 1908 (saignée au moment d'une crise convulsive).

Cobaye A, injection de 10 centimètres cubes de sérum.

Cobaye B, — de 20 — —

Cobaye C, — de 30 — —

Les cobayes B et C meurent dans les 24 heures qui suivent l'injection.

Deuxième détermination faite le 12 novembre 1908 (saignée faite en un moment où les crises convulsives avaient complètement disparu).

Cobaye D, injection de 20 centimètres cubes de sérum ;
Cobaye F, — de 30 — —
Cobaye G, — de 35 — —

Le cobaye G seulement meurt dans les 12 heures qui suivent l'injection.

Etude de la cytotoxicité du sérum. — Cobaye A, abattu 24 heures après l'injection, présente au niveau des reins de la cytolyse de premier et de deuxième degré irrégulièrement répartie. Le foie présente des lésions cellulaires (dégénérescence granuleuse) irrégulièrement réparties.

Obs. IV. — Th. Am..., 40 ans, plombier, salle Saint-Denis, n° 11, entré le 21 août 1909. Dans ses antécédents personnels, 5 crises de coliques de plomb. Paralysie saturnine. Au moment de son avant-dernière colique, on constate la présence d'albumine dans son urine. Depuis céphalée, amblyopie. Commence à éprouver de la dyspnée les premiers jours de septembre 1909. Orthopnée, 30 respirations par minute, râles de bronchite intense. Tension maxima 22 (à l'appareil de Pachon), minima 15. Vomissements. Urine 2 litres 1/2 par 24 heures, contenant 1 gr. 50 d'albumine. Traitement : deux saignées, régime lacté, chlorure de calcium. Amélioration passagère, coïncident avec diminution de l'albumine. Mais malgré le traitement, la quantité d'urine diminue, la dyspnée augmente, le délire apparait et le malade succombe le 8 octobre 1909. A l'autopsie, lésions typiques et intenses de sclérose rénale. Petits adénomes de susrénales.

Etude de la toxicité du sérum. — Première détermination :

Cobaye A, 490 grammes, injection de 10 centimètres cubes de sérum.

Cobaye B, 470 grammes, injection de 20 centimètres cubes de sérum.

Cobaye C, 510 grammes, injection de 30 centimètres cubes de sérum.

Les cobayes B et C meurent l'un 5 heures, l'autre 7 heures après l'injection.

Deuxième détermination (Un jour avant la mort) :

Cobaye D, injection de 10 centimètres cubes de sérum.

Cobaye E, — de 20 — —

Cobaye F, — de 30 — —

Les cobayes E et F succombent dans les 12 heures qui suivent l'injection.

Etude de la cytotoxicité du sérum. — Cobaye A, abattu 24 heures après l'injection, cytolyse rénale irrégulièrement répartie.

Obs. V. — N..., 54 ans, salle Louis, n° 10. Coma urémique avec hémorragie cérébrale (hémiplégie droite, hémorragie ventriculaire gauche à l'autopsie), lésions intenses de néphrite scléreuse.

Etude de la toxicité du sérum. — Cobaye A, injection de 15 centimètres cubes de sérum.

Cobaye B, injection de 20 centimètres cubes de sérum.

Les deux cobayes meurent dans les 12 heures qui suivent l'injection.

Obs. VI. — N..., 45 ans, salle Axenfeld, n° 6. Néphrite hydropigène. Œdèmes. Dyspnée. Albumine 4 à 6 grammes. Urine 1/2 litre à 1 litre par 24 heures.

Etude de la toxicité du sérum. — Cobaye A, injection de 15 centimètres cubes de sérum.

Cobaye B, injection de 25 centimètres cubes de sérum.

Le cobaye B meurt seulement.

Obs. VII. — B..., 31 ans, journalière, salle Axenfeld. Coma urémique léger avec céphalée intense. Tension 19. Albumine 3 grammes par 24 heures.

Cobaye A, injection de 30 centimètres cubes de sérum.

Meurt dans les 12 heures qui suivent l'injection.

Obs. VIII. — Néphrite hydropigène (oligurie, œdèmes considérables, hydrothorax. Urine 1/2 litre environ par jour, contenant, 3 à 4 grammes d'albumine.

Etude de la toxicité du sérum. — Cobaye A, injection de 20 centimètres cubes de sérum.

Cobaye C, injection de 30 centimètres cubes de sérum.

Le cobaye C meurt dans les 12 heures qui suivent l'injection. Le cobaye A est trouvé mort dans sa cage (très cachectisé) 15 jours après l'injection. L'examen de ses reins nous montre des lésions de cytolyse intense.

Obs. IX. — L..., salle Saint-Denis, n° 16. Néphrite urémigène. Coma urémique.

Etude de la toxicité du sérum. — Cobaye A, injection de 10 centimètres cubes de sérum.

Cobaye B, injection de 20 centimètres cubes de sérum.

Le cobaye B meurt dans les 12 heures qui suivent l'injection.

Etude de la cytotoxicité. — Cobaye E, injection de 20 centimètres cubes de sérum.

Abattu 4 heures après l'injection. Cytolyse renale des 3 degrés. Dégénérescence granuleuse nette de cellules hépatiques, irrégulièrement répartie.

Obs. X. — Néphrite interstitielle, urine 3 litres, albumine 50 centigrammes, tension 19, dyspnée.

Etude de la toxicité du sérum. — Cobaye A, 470 grammes, injection de 10 centimètres cubes de sérum.

Cobaye B, 470 grammes, injection de 20 centimètres cubes de sérum.

Cobaye C, 500 grammes, injection de 30 centimètres cubes de sérum.

Les cobayes B et C meurent dans les 24 heures qui suivent l'injection.

Obs. XI. — R..., salle Saint-Denis. Néphrite urémigène. Urine

2 litres 1/2, pollakiurie, 1 gramme d'albumine par jour. Elimination très faible et prolongée du bleu 5 jours.

Etude de la toxicité du sérum. — Cobaye A, 470 grammes, injection de 10 centimètres cubes de sérum.

Cobaye B, 480 grammes, injection de 30 centimètres cubes de sérum.

Le cobaye B meurt dans les 24 heures qui suivent l'injection. Le cobaye A est trouvé mort dans sa cage 8 jours après l'injection.

Obs. XII. — Néphrite urémigène. Tension 19, polyurie avec albuminurie peu abondante, vomissements, dyspnée sine materia.

Etude de la toxicité du sérum. — Cobaye A, injection de 15 centimètres cubes de sérum.

Cobaye B, injection de 30 centimètres cubes de sérum.

Le cobaye B meurt dans les 24 heures qui suivent l'injection.

Etude de la cytotoxicité. — Le cobaye A, abattu 24 heures après l'injection, présente au niveau des reins des lésions de cytolyse de premier et de deuxième degré.

Obs. XIII. — R. M..., infirmier, 28 ans, salle Saint-Denis, n° 11, avait constaté la présence d'albumine dans ses urines au commencement de l'année 1906. Entre à l'hôpital le 2 octobre 1909 pour poussée aiguë. Hématuries abondantes. Hypertension (20 au Pachon), dyspnée avec râle de bronchite intense.

Etude de la toxicité du sérum. — Cobaye A, injection de 10 centimètres cubes de sérum.

Cobaye B, injection de 20 centimètres cubes de sérum.

Cobaye C, injection de 30 centimètres cubes de sérum.

Le cobaye C, seul meurt 7 heures après l'injection.

Etude de la cytotoxicité. — Le cobaye B est abattu 24 heures après l'injection. On trouve au niveau de son foie et de ses reins des lésions cellulaires.

Obs. XIV. — Néphrite hydropigène. Œdèmes abondants. Dyspnée, 4 grammes d'albumine par jour.

Etude de la toxicité du sérum. — Cobaye A, 470 grammes, injection de 20 centimètres cubes de sérum.

Cobaye B, 500 grammes, injection de 40 centimètres cubes de sérum.

Aucune toxicité immédiate pour ces deux cobayes.

Le cobaye B est trouvé mort dans sa cage 10 jours après l'injection.

Obs. XV. — G. B..., 54 ans, salle Saint-Denis. Néphrite urémigène. Coma urémique mortel. A l'autopsie, néphrite scléreuse intense.

Etude de la toxicité du sérum. — Cobaye A, injection de 30 centimètres cubes de sérum.

Cobaye B, injection de 40 centimètres cubes de sérum.

Seul le cobaye B meurt dans les 24 heures qui suivent l'injection.

Obs. XVI. — Urémie respiratoire.

Etude de la toxicité du sérum. — Cobaye A, 450 grammes, injection de 30 centimètres cubes de sérum.

Cobaye B, 510 grammes, injection de 40 centimètres cubes de sérum.

Aucun des deux cobayes ne succombe dans les 24 heures qui suivent l'injection.

Obs. XVII. — L. M..., salle Axenfeld, n° 9, 45 ans. Urémie digestive et respiratoire au cours de néphrite tuberculose bilatérale.

Etude de la toxicité du sérum. — Cobaye A, injection de 20 centimètres cubes de sérum.

Cobaye B, injection de 30 centimètres cubes de sérum.

Le cobaye B seul succombe dans les 24 heures qui suivirent l'injection.

Obs. XVIII. — Néphrite interstitielle. Urémie digestive et respiratoire. Tension 24. Pas d'œdème. Urines 1 lit. 45 en 24 heures. Albumine 0 gr. 50.

Cobaye A, 10 centimètres cubes.

Cobaye B, 20 —

Cobaye C, 30 —

Cobayes B et C meurent quelques heures après l'injection. A l'autopsie : Rein cytolyse, deuxième degré. Dégénérescence granuleuse des cellules.

2° Etude de la toxicité du sérum humain normal.

Sérum n° 1. — Examen fait le 13 mai 1909.

Cobaye A, 450 grammes, injection de 10 centimètres cubes.

Aucune toxicité immédiate ni éloignée.

Cobaye B, 500 grammes, injection de 20 centimètres cubes.

Aucune toxicité immédiate. Le 20 mai le cobaye pèse 420 grammes. Le 25 mai, le cobaye est trouvé mort dans sa cage.

Sérum n° 2. — Examen fait le 20 mai 1909.

Cobaye A, 750 grammes, injection de 12 centimètres cubes.

Aucune toxicité ni immédiate ni éloignée.

Cobaye B, 490 grammes, injection de 30 centimètres cubes.

Aucune toxicité.

Sérum n° 3. — Examen fait le 15 juin 1909.

Cobaye A, injection de 20 centimètres cubes.

Aucune toxicité immédiate. Abattu 24 heures après l'injection, présente au niveau des reins des lésions de cytolyse — des tubes contournés de premier et de deuxième degré — et au niveau du foie des lésions très légères.

Cobaye B, injection de 70 centimètres cubes de sérum.

Meurt 10 heures après l'injection, après avoir présenté des phénomènes comateux intenses.

Sérum n° 4. — Examen fait le 10 juillet 1909.

Cobaye A, 300 grammes, injection de 30 centimètres cubes de sérum.

Aucune toxicité immédiate. Abattu 24 heures après l'injection pour l'étude des lésions. Présente au niveau des tubes contournés du rein des lésions de cytolyse de premier et de deuxième degré.

Cobaye B, 660 grammes, injection de 70 centimètres cubes de sérum.

Meurt 4 heures après l'injection après avoir présenté des phénomènes comateux intenses.

Sérum n° 5. — Cobaye 510 grammes, injection de 55 centimètres cubes de sérum.

Aucun effet toxique immédiat. Le cobaye est trouvé mort dans sa cage 25 jours après l'injection.

Sérum n° 6. — Juin 1909 (Paralysie générale).

Cobaye A, 400 grammes, injection de 10 centimètres cubes.

Aucune toxicité immédiate.

Cobaye B, 350 grammes, injection de 28 centimètres cubes.

Meurt 2 jours après l'injection.

Cobaye C, 420 grammes, injection de 35 centimètres cubes.

Aucune toxicité immédiate. Abattu 24 heures après l'injection pour l'étude des lésions. Cytolyse rénale irrégulièrement répartie.

Cobaye D, 500 grammes, injection de 20 centimètres cubes.

Meurt 25 jours après l'injection.

Cobaye E, 400 grammes, injection de 40 centimètres cubes.

Présente des troubles paralytiques immédiatement après l'injection, mais se rétablit rapidement. Trouvé mort dans sa cage 10 jours après l'injection.

Cobaye F, 360 grammes, injection de 30 centimètres cubes.

Meurt 10 jours après l'injection.

3° Expériences d'anaphylaxie.

Exp. I. — 10 septembre 1909, injection de sérum normal.

Cobaye A, 490 grammes, injection de 5 cent. cubes sous-cutanée.

Cobaye B, 400 grammes, injection de 12 cent. cubes sous-cutanée.

Cobaye C, 470 grammes, injection de 20 cent. cubes sous-cutanée.

Cobaye D, 500 grammes, injection de 10 cent. cubes sous-cutanée.

Seul le cobaye D a présenté 5 heures après l'injection une réaction locale. Le cobaye B succombe très amaigri 6 jours après l'injection. Le cobaye C est trouvé mort dans sa cage 8 jours après l'injection.

Le 25 septembre 1909, les deux cobayes survivants reçoivent dans le péritoine du sérum humain normal.

Le cobaye A, quelques minutes après l'injection de 5 centimètres cubes, présente des accidents très graves (convulsions, dyspnée, agitation, hypothermie) ; il meurt 7 heures après l'injection, après une agonie fort lente.

Le cobaye D présente les mêmes symptômes (mais moins accusés) après injection de 10 centimètres cubes ; il est trouvé mort le lendemain.

Deux cobayes témoins injectés l'un avec 20 centimètres cubes de sérum, l'autre avec 15 centimètres cubes, ne présentent aucun phénomène toxique.

Exp. II. — 12 octobre 1909, 3 cobayes reçoivent sous la peau chacun 3 centimètres cubes de sérum humain normal. 14 jours après l'injection, nouvelle injection intrapéritonéale de 5 centimètre cubes de sérum humain normal. Un des cobayes présente des accidents graves et meurt quelques heures après l'injection. Un second présente des convulsions intenses, mais se rétablit ; le troisième ne présente rien d'anormal.

Exp. III. — 10 mars 1909, injection à 4 cobayes de 2 centimètres cubes de sérum de brightique sous la peau de l'abdomen.

13 jours après cette première injection, nouvelle injection, de 5 centimètres cubes de sérum de brightique ; deux des animaux inoculés pour la deuxième fois succombent rapidement (en une heure) après avoir présenté des convulsions intenses, suivies d'une phase comateuse. Le troisième cobaye ne présente rien. Deux cobayes témoins inoculés avec 20 centimètres cubes de sérum de brightique, ayant servi pour cette deuxième injection, ne présentent aucun phénomène toxique immédiat.

Exp. IV. — 2 avril 1909, injection intrapéritonéale à deux cobayes de 10 centimètres cubes de sérum de brightique.

10 jours après cette première injection, nouvelle injection intrapéritonéale de 10 centimètres cubes de sérum de brigthique. Les deux cobayes succombent dans les 12 heures qui suivent l'injection. Un cobaye témoin inoculé avec 30 centimètres cubes de sérum de brightique ayant servi pour cette deuxième injection, ne présente aucun phénomène toxique immédiat.

4° Production d'albuminurie chez les chiens à la suite d'injection de sérum normal.

Exp. I. — Chien de 4 mois pesant 4 kil. 500 gr. L'examen préalable de ses urines fait à deux reprises ne montre aucune trace d'albumine. Le 10 septembre 1909, injection dans le péritoine de 20 centimètres cubes de sérum humain normal. 12 heures après l'injection on constate une réaction nette d'albumine dans les urines. Cette albuminurie persiste pendant 8 jours. Au bout de ce laps de temps, le chien est abattu. A l'examen microscopique des reins on trouve des lésions de cytolyse rénale de premier et de deuxième degré localisées au niveau des tubes contournés. Quelques tubes présentent de la cytolyse de troisième degré.

Exp. II. — Chien de 4 mois (frère du précédent) non albuminurique avant l'injection. Injection intrapéritonéale de 20 centimètres cubes de sérum humain normal ; le lendemain de l'injection on constate dans les urines de l'animal de l'albumine qui persiste pendant 5 jours.

5° Toxicité du sérum dans certains états pathologiques.

Obs. I. — Pneumonie grave chez un garçon de 19 ans, albuminurie terminée par la guérison.

Etude de la toxicité du sérum (pris par saignée faite le troisième jour de la maladie). — Cobaye A, injection de 5 centimètres cubes.

Cobaye B, injection de 20 centimètres cubes.

Cobaye C, injection de 30 centimètres cubes.

Aucune toxicité immédiate. Le cobaye B est abattu 24 heures après l'injection. On trouve des lésions de cytolyse rénale et des lésions de dégénérescence granuleuse des cellules hépatiques irrégulièrement répartie et peu accentuée. Le cobaye C est trouvé mort dans sa cage 8 jours après l'injection.

Obs. II. — Pneumonie grave bilatérale. Albuminurie massive, terminaison par la mort.

Etude de la toxicité du sérum. — Cobaye A, injection de 15 centimètres cubes.

Cobaye B, injection de 25 centimètres cubes.

Aucune toxicité immédiate.

Obs. III. — Pneumonie bénigne.

Etude de la toxicité du sérum (pris le quatrième jour de la maladie). — Cobaye A, injection de 10 centimètres cubes.

Cobaye B, injection de 20 centimètres cubes.

Cobaye C, injection de 30 centimètres cubes.

Les cobayes B et C meurent. Le cobaye A est abattu 8 heures après l'injection ; on trouve au niveau des tubes contournés des lésions de cytolyse.

Obs. IV. — *Etude de la toxicité du sérum* (de malade en état de crise d'épilepsie) — Cobaye A, injection de 15 centimètres cubes.

Cobaye B, injection de 20 centimètres cubes.

Les deux cobayes meurent quelques heures après l'injection.

Etude de la cytotoxicité du sérum. — Cobaye C, injection de 12 centimètres cubes de sérum.

Abattu 6 heures après l'injection. Présente des lésions de cytolyse rénale.

Obs. V. — Epilepsie.

Malade ayant terminé sa crise de convulsion.

Etude de la toxicité du sérum. — Cobaye A, injection de 10 centimètres cubes de sérum.

Cobaye B, injection de 18 centimètres cubes de sérum.

Cobaye C, injection de 25 centimètres cubes de sérum.

Les cobayes B et C meurent dans les 24 heures qui suivent l'injection. Le cobaye A est trouvé mort dans sa cage 8 jours après l'injection.

6° Influence du chauffage sur la toxicité du sérum sanguin.

Exp. I. — Sérum de néphritique urémigène.

Etude de la toxicité du sérum. — Cobaye A, injection de 20 centimètres cubes de sérum frais.

Cobaye B, injection de 25 centimètres cubes de sérum frais.

Les deux cobayes meurent après avoir présenté des convulsions ntenses.

Cobaye C, injection de 40 centimètres cubes de sérum chauffé à 56° une demi-heure.

Aucune toxicité immédiate.

Exp. II. — Sérum d'urémique avec convulsions.

Etude de la toxicité du sérum. — Cobaye A, 490 grammes, injection de 30 centimètres cubes de sérum frais.

Le cobaye meurt dans les 12 heures qui suivent l'injection.

Cobaye B, 480 grammes, injection de 40 centimètres cubes de sérum chauffé à 56° une demi-heure.

Aucune toxicité immédiate.

Cobaye C, injection de 45 centimètres cubes de sérum chauffé à 56° une demi-heure.

Aucune toxicité immédiate pour ces deux derniers cobayes.

Exp. III. — Sérum d'urémique respiratoire.

Cobaye A, injection de 30 centimètres cubes de sérum.

Mort dans les 12 heures.

Cobaye B, injection de 40 centimètres cubes du même sérum chauffé à 56° une demi-heure.

Aucune toxicité immédiate.

Exp. IV. — Sérum d'urémique respiratoire.

Cobaye A, injection de 35 centimètres cubes de sérum.

Mort dans les 6 heures.

Cobaye B, injection de 60 centimètres cubes du même sérum chauffé à 56° une demi-heure.

Aucune toxicité immédiate.

Exp. V. — Sérum d'urémique convulsif.

Cobaye A, injection de sérum frais, 20 centimètres cubes.

Mort quatre heures après l'injection.

Cobaye B, injection de sérum chauffé à 55° une heure à la dose de 30 centimètres cubes.

Aucune toxicité.

Cobaye C, injection de sérum chauffé à 55° une heure ; dose 15 centimètres cubes.

Aucune toxicité.

7° Influence du vieillissement sur la toxicité du sérum.

Exp. I. — Sérum d'urémique respiratoire tuant le cobaye à la dose de 30 centimètres cubes.

Le même sérum injecté à un cobaye B à la dose de 45 centimètres cubes 20 jours après la saignée ne détermine aucun accident toxique immédiat.

Le même sérum injecté à un cobaye C à la dose de 50 centimètres cubes un mois après la saignée ne détermine aucun accident.

Exp. II. — Sérum d'urémique convulsif tuant le cobaye à 25 centimètres cubes.

Ce même sérum injecté 15 jours plus tard à un cobaye B, à la dose de 40 centimètres cubes, ne détermine aucun accident toxique immédiat.

8° Toxicité des différents éléments du sang.

Exp. I. — 4 octobre 1909. Malade urémique convulsif.

Cobaye A, 450 grammes, injection de 20 centimètres cubes de sérum de glacière.

Cobaye B, 470 grammes, injection intrapéritonéale de 20 centimètres cubes de sérum provenant de sang défibriné et centrifugé.

Cobaye C, 500 grammes, injection de 20 centimètres cubes de globules rouges déplasmatisés.

Les cobayes A et B meurent, le cobaye C ne présente aucun accident de toxicité immédiate.

Exp. II. — 8 octobre 1909. Malade urémique respiratoire.

Cobaye A, 460 grammes, injection de 25 centimètres cubes de sérum de glacière.

Cobaye B, 500 grammes, injection de 25 centimètres cubes de sérum provenant de sang défibriné et centrifugé.

Les cobayes meurent dans les premières 12 heures.

TABLEAU I

Degré de résistance des cobayes à l'eau distillée.

Exp.				Quantité injectée		Résultats
1	Cobaye	480	grammes	20 cent.	cubes	Aucune toxicité.
2	—	400	—	20	—	»
3	—	450	—	30	—	»
4	—	500	—	30	—	»
5	—	510	—	40	—	Aucune toxicité dans les 24 heures. Mort 4 jours après injection.
6	—	500	—	50	—	»
7	—	600	—	70	—	Mort 10 heures après injection. Phénomènes paralytiques d'emblée. Contrac. patte gauche.

TABLEAU II

Résistance des cobayes aux injections massives de solution de NaCl dans le péritoine.

Exp.	Poids du cobaye	Dose injectée	Résultats
		A. — Solution salée à 10 pour 1.000.	
8	Cobaye 650 grammes	70 cent. cubes	Convulsions après injection ayant duré 2 heures. Se rétablit rapidement.
9	— 550 —	60 —	Aucun effet toxique.
10	— 500 —	60 —	Aucun effet toxique.
		B — Solution salée à 4 pour 1.000.	
11	— 550 grammes	60 cent. cubes	Aucun effet toxique.
12	— 500 —	60 —	»
13	— 500 —	70 —	»
		C. — Sérum physiologique à 7 pour 1.000	
14	— 510 grammes	100 cent. cubes	Aucune toxicité.
15	— 500 —	100 —	»
16	— 490 —	100 —	»
17	— 490 —	100 —	»
18	— 520 —	120 —	»
19	— 500 —	120 —	»
20	— 490 —	120 —	»
21	— 450 —	120 —	»
22	— 490 —	150 —	»
23	— 480 —	150 —	»

TABLEAU III

Doses de sérum de néphritique nécessaires pour tuer dans les 24 heures qui suivent l'injection un cobaye de 500 grammes environ en injections intrapéritonéales.

(Dose de sérum normal nécessaire pour tuer un cobaye de 500 grammes dans les 24 heures qui suivent l'injection : 60-70 centimètres cubes.)

Obs.			Obs.	
I.	30 cent. cubes		IX.	20 cent. cubes.
II.	20 —		X.	20 —
III.	20 —		XI.	30 —
IV.	20 —	(1re dét.)	XII.	30 —
IV.	35 —	(2e dét.)	XIII.	30 —
V.	15 —		XIV.	Au-dessus de 40.
VI.	25 —		XV.	40 cent. cubes.
VII.	30 —		XV.	Au-dessus de 40.
VIII.	30 —		XVII.	30 cent. cubes.
			XVIII.	20 —

TABLEAU IV

Toxicité de sérum de néphritique en injection intraveineuse au lapin.

Expériences de Léon Bernard (Thèse Paris, 1899).

(Dose de sérum normal suffisante pour tuer un kilogramme de lapin en injection intraveineuse : 20-30 centimètres cubes.)

Observations	Dose pour 1 kil. de lapin (coefficient sérotoxique)	Observations	Coefficient sérotoxique
VIII.	16	XV.	35
XVIII.	16	XIII.	48
XX.	9	IX.	35
XI.	14	XIV.	30
VI.	17	XII.	26
VII. . . .	10	XVII.	23
IV.	16	I.	25
		V.	29

TABLEAU V

Toxicité du sérum de néphritique en injection intraveineuse au lapin.

Expériences de BAYLAC.
(*Congrès international de Médecine*, Paris, 1900, Section pathologie générale.)

(Dose de sérum normal pour un kilogramme de lapin : 21 centimètres cubes.)

Obs.				
XI.	Urémie. Dyspnée	21 cent. cubes	—	44
XII.	Urémie cérébrale	28	—	— 80
XIII.	»	21	—	
XIV.	»	20	—	— 50
XV.	»	28	—	

Moyenne : 37 centimètres cubes.

TABLEAU VI

La toxicité du sérum sanguin dans la série animale déterminée par injections intraveineuses au lapin.

Pour 1 kilogramme-animal.

Anguille. . . .	1-3 gouttes.		
Bœuf.	8 cent. cubes.		
Brebis	12	—	
Veau	13	—	
Homme . . .	10	—	(Rummo et Bordoni, Massion).
— . . .	15	—	(Mairet et Bosc).
— . . .	23	—	(Leclainche et Rémond).
— . . .	26	—	(Charrin).
Poulet	20	—	(Rummo et Bordoni).
—	21	—	(Mairet et Bosc).
Chien	25	—	(Roger).
—	80	—	(Zagari et Calabresse).
Cheval	324	—	(Guinard et Dumarest).

TABLEAU VII

Toxicité déterminée par la méthode intrapéritonéale

Pour tuer un cobaye il faut :

Anguille.	1/4 de cent. cube	
Bœuf	10 20	—
Mouton	10-20	—
Chèvre	10-20	—
Chien	30	—
Homme.	70	—

Technique de la réaction de fixation.

Nous avons employé comme antigène le foie, le rein de cobaye et d'homme.

Des parcelles d'organe recueillies le plus aseptiquement possible étaient divisées en fines tranches, puis broyées au mortier en présence de sable fin stérilisé au four Chantemesse. Après le broyage, nous délayons la bouillie dans deux volumes de sérum physiologique, nous ajoutions quelques cristaux de thymol et nous laissions vingt-quatre heures dans la glacière. Nous nous servions comme antigène du liquide de la couche moyenne.

Comme complément, nous nous sommes servi de sérum de cobaye frais.

Notre groupe hémolytique était constitué par du sérum de lapin anti-humain et des globules rouges d'homme.

Nous avons pris la précaution d'opérer sur plusieurs tubes (5 avec de doses croissantes d'antigène) et en présence de témoins.

CONCLUSIONS GÉNÉRALES

I. — Au cours de l'urémie le sérum sanguin se comporte de deux façons au point de vue de sa toxicité. Dans la plupart des cas il est environ deux fois plus toxique que le sérum humain normal. Dans d'autres cas, il ne dépasse pas la toxicité normale.

Le sérum d'urémique agit sur l'animal comme un poison. Il détermine des accidents immédiats graves qui peuvent amener la mort rapide de l'animal. Il agit fortement, presque sans incubation, sur le système nerveux et en particulier sur le centre respiratoire. Il lèse le foie et le rein.

A doses plus faibles, le sérum d'urémique détermine des troubles légers, mais qui peuvent par leur évolution amener de l'amaigrissement, la cachexie de l'animal et causer la mort à une date éloignée de celle de l'intoxication.

Les cobayes qu'on intoxique avec de faibles doses de sérum d'urémique présentent d'une façon très nette les phénomènes d'anaphylaxie.

Lorsqu'on met le sérum d'urémique en contact direct avec un tissu (système nerveux, tissu cellulaire sous-cutané), on détermine des lésions intenses de cytolyse. Le sérum d'urémique est donc en plus un poison local.

II. — Cette action toxique du sérum d'urémique ne diffère pas de celle que produit l'injection dans le péritoine du cobaye de certains autres sérums toxiques (soit d'hommes malades, épileptiques, pneumoniques, etc..., soit de certains animaux). Elle ne diffère pas non plus de l'action du sérum humain normal. Mais pour obtenir avec le sérum humain normal les mêmes troubles et les mêmes lésions, il faut se servir d'une dose double de sérum.

III. — Le fait que dans certaines urémies le sérum est hypertoxique alors que dans d'autres la toxicité du sérum est normale, indique une division intéressante au point de vue physio-pathologique.

IV. — La pluralité des lésions déterminées par le sérum d'urémique nous fournit une donnée importante pour l'explication de la multiplicité des troubles et des lésions qu'on rencontre dans l'urémie.

V. — Nous n'avons pas pu constater de rapport entre l'évolution clinique de l'urémie et l'évolution de la toxicité du sérum. Le seul fait que nous puissions affirmer c'est que, au cours des convulsions, le sérum est beaucoup plus toxique que lorsque le malade se trouve dans une période de calme.

VI. — La rétention de certaines substances toxiques (urée, sels de potasse, carbonate d'ammoniaque, poisons provenant des fermentations intestinales et de la désassimilation cellulaire) explique en partie cette hypertoxicité du sérum des urémiques. Nous disons en partie seulement, car deux faits, l'altération de la toxicité du sérum par le chauffage à 58° et par le vieillissement, montrent que cette toxicité dépend en grande partie des colloïdes du sérum. En effet, seuls les colloïdes s'altèrent par le chauffage et le vieillissement.

VII. — Nous entrons dans le domaine des hypothèses si nous voulons serrer de plus près le problème et chercher le comment de cette modification des colloïdes qui détermine l'hypertoxicité du sérum.

Lorsqu'on injecte à un animal du parenchyme rénal, on provoque l'apparition dans son sérum de propriétés cytotoxiques (pour le rein, le foie, etc.) beaucoup plus accentuées que celles d'un sérum normal. En d'autres mots on détermine une augmentation de la toxicité du sérum. Ces propriétés cytotoxiques ne sont pas spécifiques pour le rein. En raisonnant par analogie, on peut admettre que les néphritiques qui résorbent dans leur sang des cellules rénales altérées déterminent par le mécanisme indiqué l'augmentation de la toxicité de leur sérum. C'est une hypothèse par analogie non prouvée, mais séduisante par l'interprétation qu'elle nous fournit de certains faits cliniques.

VIII. — Quoi qu'il en soit, le fait que les colloïdes jouent un rôle important dans l'hypertoxicité de certains sérums d'urémiques nous indique deux chemins pour les études ultérieures.

Avec l'école d'Ehrlich, nous chercherons par des procédés chimiques à « extraire » des albuminoïdes du sérum les substances toxiques.

Avec les chimico-physiciens nous chercherons à étudier

par les méthodes de physique le sérum des urémiques pour nous rendre compte de la modification de l'état physique des colloïdes qui détermine un changement aussi important dans les propriétés biologiques de ce sérum.

BIBLIOGRAPHIE

Albu. — Toxicität normalen und pathol. Serumflussigkeiten. *Virchow's Archiv*, Bd. CII., S. 405.

Arloing. — Action du sérum normal sur l'organisme. *Lyon médical*, 1895, vol. 79, p. 151.

Baylac. — De la toxicité du sérum sanguin. *Bulletin de la Société d'histoire naturelle de Toulouse*, mai 1900.

— Toxicité du sérum sanguin à l'état pathologique. *Société de biologie*, 20 novembre 1897.

Bernard (Léon). — Toxicité du sérum sanguin et de l'urine. *Revue de Médecine*, 10 février 1900.

Bouchard. — *Leçons sur les auto-intoxications dans les maladies.*

Brodie. — The immed. action of an intraveinous inject. of Bloodserum, *Journal of Physiology*, 1901, p. 48.

Cabannes. — Recherche au sujet de la toxicité des sérums hétérogènes. *Société de Biologie*, 4 mai 1907.

Camus et Gley. — Action physiologique du sérum d'anguille. *Archives de pharmacodynamie*, 1899, p. 247.

Mlle Cernovodeane et Victor Henri. — Différence entre le sérum chauffé à 50° et le sérum normal. *Soc. de Biol.*, 20 mai 1905, p. 838.

Chantemesse. — Accidents sériques. *Société médicale des hôpitaux*, 17 mai 1901.

Charrin. — Toxicité du sérum sanguin dans l'urémie. *Archives de physiol.*, janvier 1892.

Carré et Vallée. — Substances toxiques des sérums normaux. *Compte rendu de la Société de Biologie*, p. 125 et 175.

Calmette. — Sur l'action hémolytique du venin de cobra. *C.-R. de l'Acad. des Sciences.* Séance du 16 juin 1902.

Dumarest. — *Recherches expérimentales sur les propriétés toxiques du sérum sanguin*, Thèse de Lyon, 1896-1897.

Friedenthal et Lewandowsky. — Toxicité du sérum sanguin. *Archiv für Anatomie und Physiologie*, 1899, p. 531.

Fiessinger. — Thèse de Paris, 1908.

Gottlieb et Lefmann. — Uber die Giftstoffe des Art-fremden Blutes. *Mediz. Klinik*, 14 avril 1907.

Gottlieb-Salus. — Wirkungen normalen sera auf den Organismus. *Mediz. Klinik*, 1908, n° 27.

Hayem. — Considérations sur les origines de la sérothérapie. *Presse Médicale*, 11 décembre 1897.

— De la prétendue toxicité du sang. *Compte rendu de la Soc. de Biologie*, 10 mars 1894.

Herter. — Urémie expérimentale. *Semaine médicale*, 1897, p. 115.

Hobbs. — Néphrite expérimentale chez le cobaye par injection de sérum d'urémique. *Gazette hebd. des Sciences médicales de Bordeaux*, 12 mai 1901.

Kyes. — Uber die wirkungsweise des cobragiftes. *Berlin. klinische Wochenschrift.* 22-29 septembre 1902.

Leclainche et Rémond. — Epreuve de la toxicité du sang par injection intrapéritonéale. *Comptes rendu de la Société de Biologie*, 26 mai 1894.

— Toxicité du sang et de ses éléments. *Compte rendu de la Soc. de Biologie*, décembre 1893.

Lefmann. — Zur Kenntniss der Giftsubstanzen des artfremden Blutes. *Beitz. zur Chem. Physiol. und Pathol.*, 1908, t. XI, p. 255.

Lesné. — Th. Paris, 1900.

Linossier et Lemoine. — Actionnéphrotoxique des sérums normaux. *Compte rendu de la Société de Biologie*, 25 avril 1903.

Mayer et Terroine. — Recherches sur les complexes colloïdaux d'albuminoïdes et de lipoïdes. *Soc. de Biol.*, 9 mars 1907.

Mya. — Sulli azione Fisiologica di sero. *Lo sperimentale*, p. 208, 1895.

Mairet et Bosc. — Causes de la toxicité du sérum sanguin. *Comptes rendu de la Société de Biologie*, juillet 1894.

— Toxicité du sérum de l'homme sain. *Société de Biologie*, juin 1894

Massion. — *Toxicité du sérum*, thèse de Bordeaux, 1893-1894.

Mosso. — Die giftige Wirkung des Serums der Murähiden. *Archiv für experimentelle Pathol. u. Pharmakol.*, Bd. XXV, S. 111.

Pettit. — *Altérations rénales consécutives à l'injection de sérum de congre.*

Poix — *Recherches sur le sérum antidiphtérique.* Th. Paris, 1396.

Rathery. — Thèse de Paris, 1900.

Roger. — *Traité de Pathologie générale*, chapitre : Intoxications.

— La toxicité du sérum. *Presse médicale*, p. 201, 1895.

Rouma. — *Toxicité du sérum humain normal*, Thèse de Toulouse, 1898.

Rummo et Bordoni. — *Archives italiennes de Biologie*, vol. XII, p. 46.

Sachs. — Des modifications du sérum sanguin par le chauffage. *Semaine médicale*, 24 juin 1908.

Tarnier et Chambrelent. — Toxicité du sérum chez les femmes atteintes d'éclampsie puerpérale. *Annales de gynécologie et d'obstétrique*, novembre 1892.

Uhlenhath. — Z. Kenntniss des giftigen Eigenschaften des Blutserums. *Zeitschrift für Hygiene*, 1897, t. XXVI, p. 384.

Widal et Ronchese.— Rapport de différentes substances azotées retenues dans le sérum sanguin au cours du Mal. de Bright. *B. de la Soc. de Biol.*, 1906, p. 245.

Wehrmann. — Propriétés toxiques et antitoxiques du sang d'anguille. *Annales de l'Institut Pasteur*, t. XI, 1897, p. 810.

Weiss. — Action des injections de sérum sanguin dans le sang. *Archiv für Physiologie*, t. LXVIII, 1897.

Widal et Juval. — La *cure de dechloruration*. Paris, 1906 (collection des actualités médicales).

Winterberg. — Uber den Ammoninkchyalt des Biertes gesunder und Kranker Merscher (*ind. J. Klin Méd*., 1898, XXXV, p. 389).

TABLE DES MATIÈRES

Pages

INTRODUCTION : Étude de l'immunité dans les maladies non microbiennes 7

CHAPITRE PREMIER. — **Historique de l'étude expérimentale du sérum** 11

CHAPITRE II. — **Technique expérimentale** 18

CHAPITRE III. — **Toxicité du sérum sanguin dans les néphrites chroniques** 29

CHAPITRE IV. — **Etude comparée de la toxicité du sérum sanguin** 37

CHAPITRE V. — **Causes de la toxicité du sérum sanguin** . 44

CHAPITRE VI. — **Les néphrotoxines** 55

CHAPITRE VII. — **Contribution qu'apportent à la pathogénie de l'urémie les notions sur la toxicité des sérums** . . . 60

CHAPITRE VIII. — **Notions générales sur les constituants colloïdes de l'organisme, leur rôle dans l'immunité** 67

PIÈCES JUSTIFICATIVES 83

CONCLUSIONS GÉNÉRALES 103

BIBLIOGRAPHIE 107

Imp. J. Thevenot, Saint-Dizier (Haute-Marne)

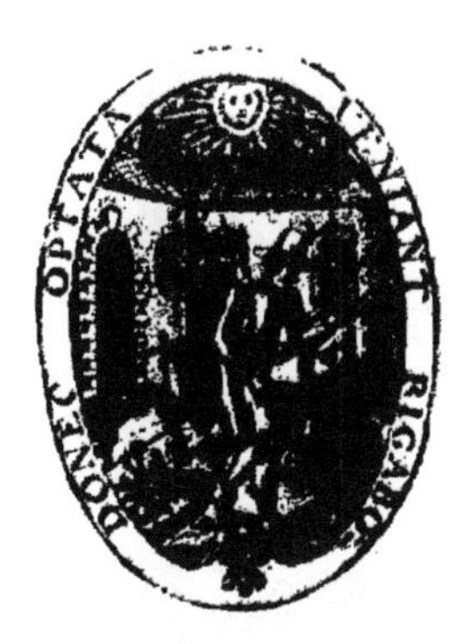
DONEC OPTATA VENIANT RIGABO

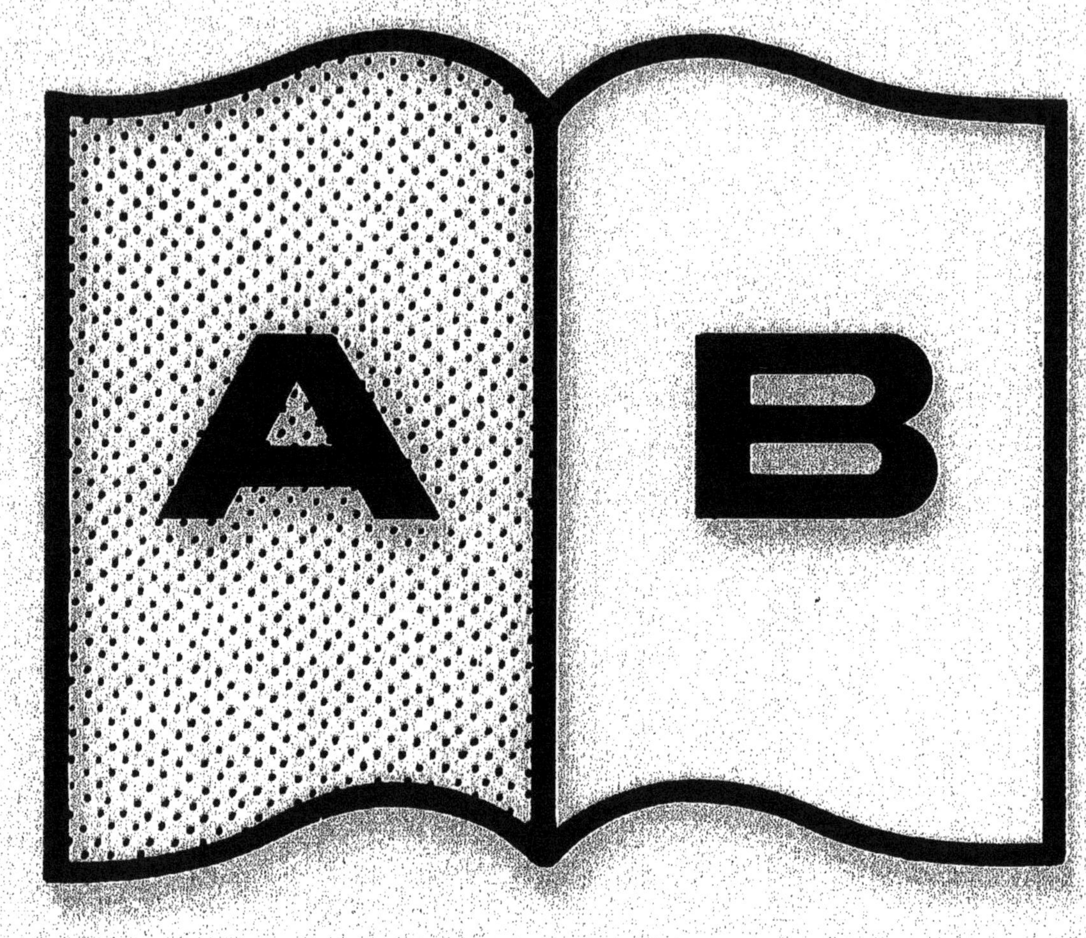

Contraste insuffisant

NF Z 43-120-14

www.ingramcontent.com/pod-product-compliance
Ingram Content Group UK Ltd.
Pitfield, Milton Keynes, MK11 3LW, UK
UKHW020158200726
13856UKWH00003B/1052

9 782013 547017